知って防ごう食中毒

家庭や学校で役立つ、食中毒の知識と予防法

東京都健康安全研究センター　薬学博士　甲斐 明美　著

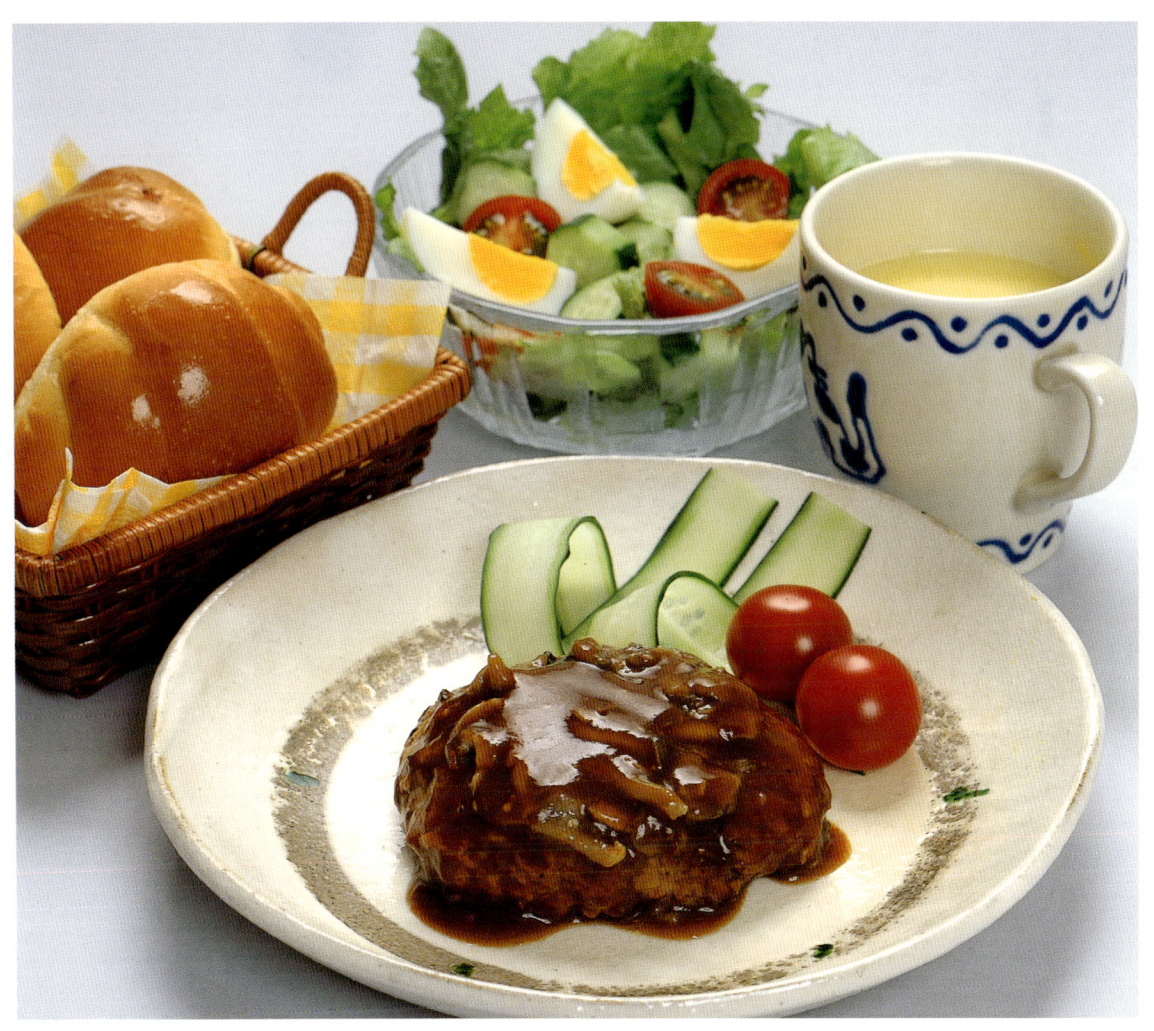

少年写真新聞社

まえがき

食中毒を防ぐには、
食中毒を正しく理解することが重要

東京都健康安全研究センター
微生物部食品微生物研究科長

薬学博士　甲斐 明美

　1996年の全国的なO157による集団食中毒の多発、特に学校給食を原因とした集団発生の多発や2000年の関西地方を中心とした加工乳による黄色ブドウ球菌食中毒の大規模発生は、安全な食品を食べることがどんなに重要なことであるかを、私たちに思い起こさせてくれました。

　そして今、私たちは、食の安全に対して非常に敏感になっています。しかし、その食の安全を他者に求めるのみではなく、私たち自身が食の安全に関する問題を正しく理解することも非常に重要なことです。

　わが国では、毎年1,500件を超える食中毒が発生し、患者数は25,000名にも及んでいます。食中毒は、細菌やウイルスなど微生物の他に、キノコやフグなどの自然毒、ヒスタミンや銅などの化学物質によるものもあります。しかし、発生件数では微生物によるものが、全体の約90％を占めています。従って、微生物による食中毒を防ぐことが非常に重要です。

　最近の食卓を眺めてみると、食の変化が見えてきます。輸入食品の増加に見られるように、食品流通の広域化・国際化が益々進んでいます。その結果、食卓に上る食品の種

類は増え、季節を問わずいつでも食べられるようになった食品もたくさんあります。

　しかし、新しい包装形態や長距離輸送により、これまでには見られなかった食中毒につながったこともありました。食品が全国的に流通するようになったことは、汚染された食品による広域的な食中毒が発生する要因にもなっています。

　大規模な外食チェーン店では、材料を一括して仕入れ、半調理している場合も多く、材料に食中毒菌の汚染があった場合には、広域的に食中毒が発生する恐れもあります。新たな食品の加工技術も次々と開発され、それに伴う問題も生じてきています。

　わが国では、刺身や寿司など、食品を生で食べる文化があります。さらに最近は生肉を食べることもグルメ嗜好と重なり、増えてきています。しかし、生の魚介類や肉は食中毒菌が付いている可能性もあるということを知っておくことは大切です。

　食品の安全性は、食品の生産現場である農場や生産者、そして食品の加工者、販売者、消費者、すべてがそれぞれの段階で協力してコントロールしなければ、確保できません。

　本書では、消費者である私たちが食中毒にかからないためには、どうしたらよいかということについてまとめてみました。食中毒を防ぐには、食中毒を起こす微生物や原因物質の種類や特徴、汚染状況や感染経路、発病に至るまでの過程などを知ることが重要です。

　第1章では、食中毒の原因となる細菌、ウイルス、自然毒や化学物質について、できるかぎり私たちの身の回りに起きそうなことを中心に記載しました。食中毒とはどんなものか、どういう食品が原因で食中毒になったのか、どういうところに食中毒になる危険性が潜んでいるのか、どういうことに注意すれば食中毒にならないか、という順に解説しています。

　食中毒の予防は、それぞれの原因物質の特徴を理解して、予防のためのポイントを押さえることです。第2章では、食中毒の予防についてまとめました。第3章には、食中毒の発生状況を示す資料を付けました。これらの資料からは、実際の発生状況が分かると思います。

　全体としては、写真やイラストを多く掲載し、親しみやすく、そして分かりやすい解説に心掛けました。小・中学生にも分かりやすいように、そして内容的には先生方にも役に立つように心掛けました。

　この本が、皆様の食中毒に関する知識を高めるために役立ち、そして食中毒予防につながることを願って止みません。

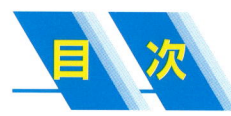
CONTENTS

第1章 食中毒の知識　　5

- 食中毒ってなに？ ……………… 6
  - 食中毒の分類 ……………… 6
- 細菌性食中毒の発病のしくみ …… 8
- 細菌性食中毒の特徴と症状・予防
  - 病原大腸菌食中毒 …………… 10
  - 腸管出血性大腸菌O157食中毒 · 12
  - サルモネラ食中毒 …………… 14
  - 腸炎ビブリオ食中毒 ………… 16
  - 黄色ブドウ球菌食中毒 ……… 18
  - カンピロバクター食中毒 …… 20
  - ボツリヌス食中毒 …………… 22
  - ウエルシュ菌食中毒 ………… 24
  - セレウス菌食中毒 …………… 26
  - エルシニア食中毒 …………… 28
- ウイルス性食中毒の特徴と症状・予防
  - ノロウイルス食中毒 ………… 30
  - A型・E型肝炎ウイルス食中毒 · 32
- 化学性食中毒の特徴と症状・予防
  - 自然毒（動物性） …………… 34
  - 自然毒（植物性） …………… 36
  - 化学物質 ……………………… 38

第2章 食中毒の予防　　39

- 食中毒予防の3原則 …………… 40
- 食中毒予防の基本は正しい手洗い · 41
- 実験 手の洗い残しを調べよう …… 42
- 実験 調理器具の衛生状態を調べよう · 44
- 家庭での食中毒予防 6つのポイント
  - 1 食品の購入 ………………… 46
  - 2 家庭での保存 ……………… 47
  - 3 下準備 ……………………… 48
  - 4 調理 ………………………… 49
  - 5 食事 ………………………… 50
  - 6 残った食品 ………………… 51
- 食材別、食中毒予防のポイント
  - 1 魚介類 ……………………… 52
  - 2 肉類 ………………………… 52
  - 3 卵 …………………………… 53
  - 4 野菜・果物・穀類 ………… 53
  - 5 その他の食材 ……………… 54

第3章 食中毒の関連データ　　55

- わが国における食中毒の発生状況
  - 発生事件数と患者数 ………… 56
  - 病因物質別発生事件数 ……… 58
  - 施設別発生事件数 …………… 59
- 学校給食における食中毒の発生状況
  - 発生事件数と患者数 ………… 60

さくいん ……………………………………………… 62

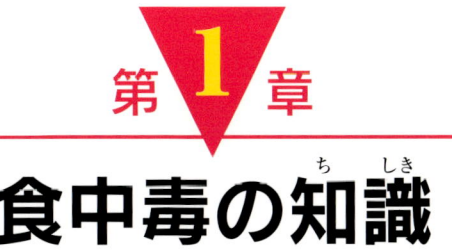

第1章
食中毒の知識

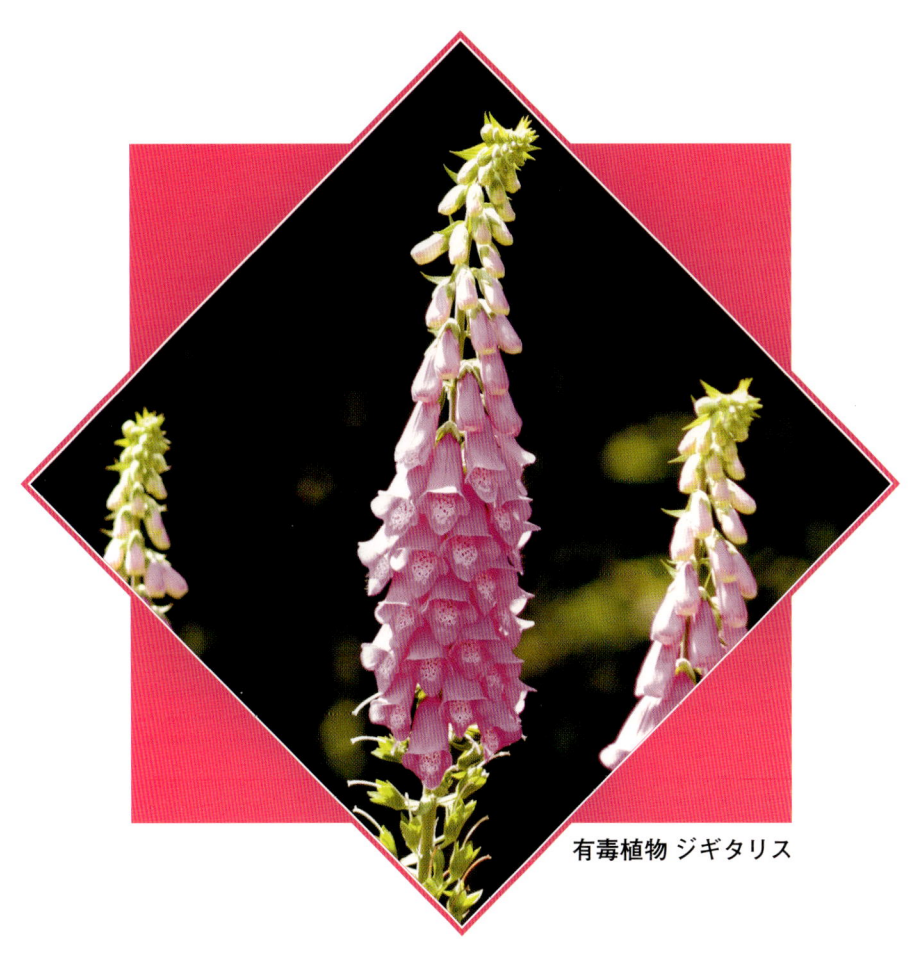

有毒植物 ジギタリス

食中毒ってなに？

　食中毒とは、食中毒の原因となる有害な物質に汚染された食品を食べることで起きる健康被害のことです。多くの場合、嘔吐、腹痛、下痢、発熱などの急性胃腸炎症状を起こします。食中毒の原因となる物質には、細菌やウイルスなどの微生物、自然毒、化学物質の他、まれに寄生虫や原虫などがあります。食中毒は、井戸水などの飲料水が原因となることもあることから、「食水系感染症」と呼ばれることもあります。

　しかし、食品中に異物として混入したガラスや金属片などを原因とする健康被害は、食中毒としては扱われません。

食中毒の分類

　食中毒は、原因となる物質によって、細菌性、ウイルス性、化学性食中毒（自然毒・動物性、自然毒・植物性、化学物質）、その他に分類されます（**右表**）。

1．細菌性食中毒

　細菌性食中毒は、細菌あるいは細菌が産生した毒素を含む食品を摂取することで起こります。発生機序によって感染型（サルモネラや腸炎ビブリオなど）と毒素型（ブドウ球菌やボツリヌス菌など）に分けられます。

2．ウイルス性食中毒

　ウイルスによって起きる食中毒で、代表的なものに冬季に多発するノロウイルスによる食中毒があります。この他、まれにA型肝炎ウイルス、E型肝炎ウイルスやロタウイルスなどが原因となる場合もあります。

3．化学性食中毒

（1）自然毒による食中毒

　動植物が本来持っている毒素を自然毒といいます。自然毒による食中毒には、動物性のものと植物性のものがあります。

1）動物性自然毒による食中毒

　動物の体内に存在する毒成分によって、食中毒を起こすことがあります。大部分は海産魚介類によって起き、魚毒と貝毒が代表的なものです。魚毒の代表は、致死率の高いフグ毒です。貝毒による食中毒には、麻痺性貝毒と下痢性貝毒があります。

2）植物性自然毒による食中毒

　植物が持っている毒素を摂取することによって起こります。春には有毒な野草を山菜と間違えて食べて発生する食中毒、秋には毒キノコを誤って食べた食中毒が毎年多く発生しています。この他、ジャガイモの芽に含まれるソラニンによって起こる食中毒もあります。

（2）化学物質による食中毒

　マグロやイワシなどの青魚によって発生することのあるヒスタミン食中毒の他、銅やスズなどの金属、農薬や洗剤などの化学物質によって起きる中毒があります。

4．その他

　生鮮魚介類中にいるアニサキスなどの寄生虫や、飲料水や井戸水中を汚染した原虫（クリプトスポリジウム、サイクロスポラなど）によって発生することがあります。

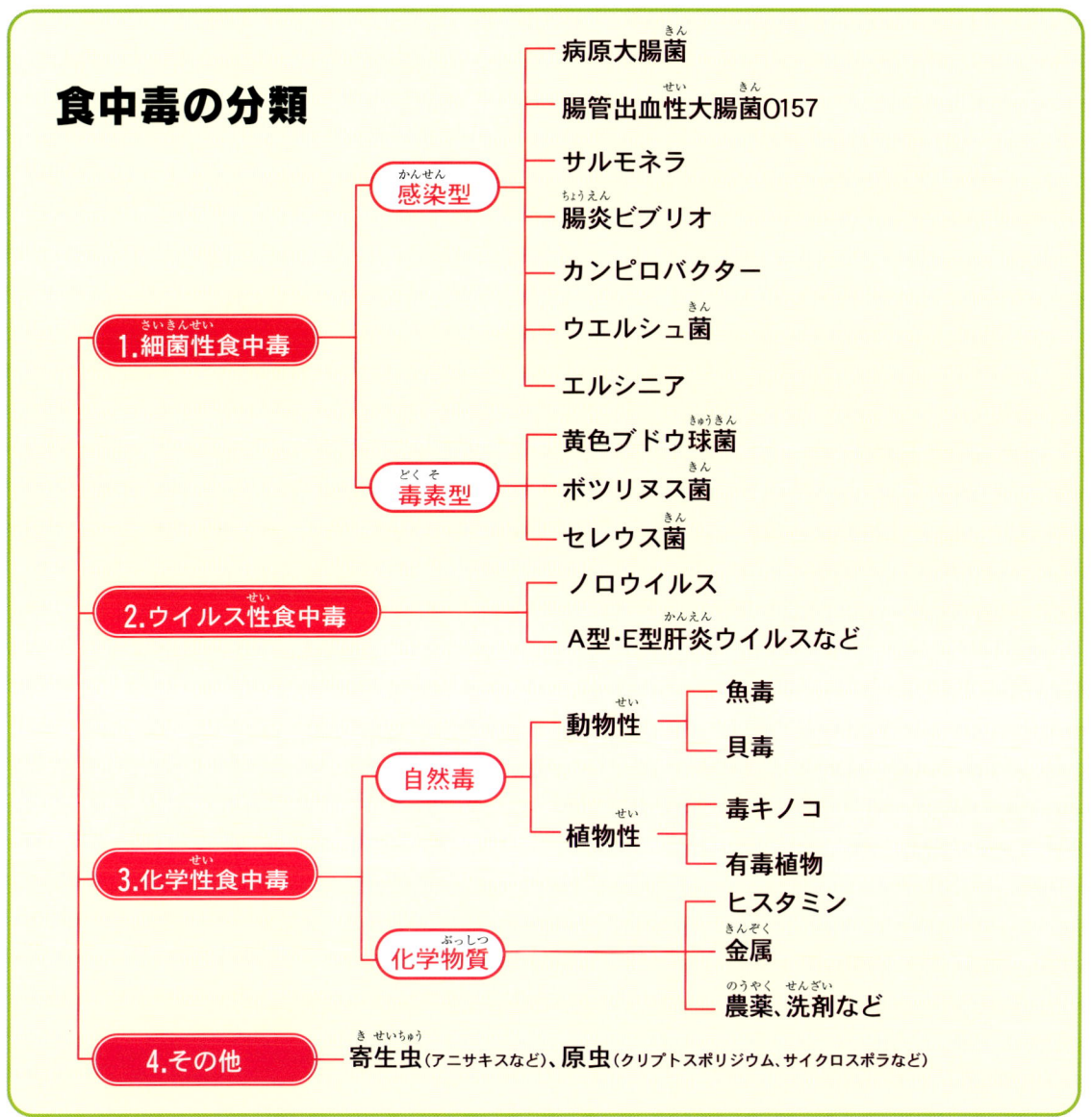

細菌性食中毒の発病のしくみ

　食中毒の約9割は細菌が原因です。細菌性食中毒は、細菌あるいは細菌が産生した毒素を含む食品を摂取することで起こります。発生機序によって感染型と毒素型に分けられます。

感染型

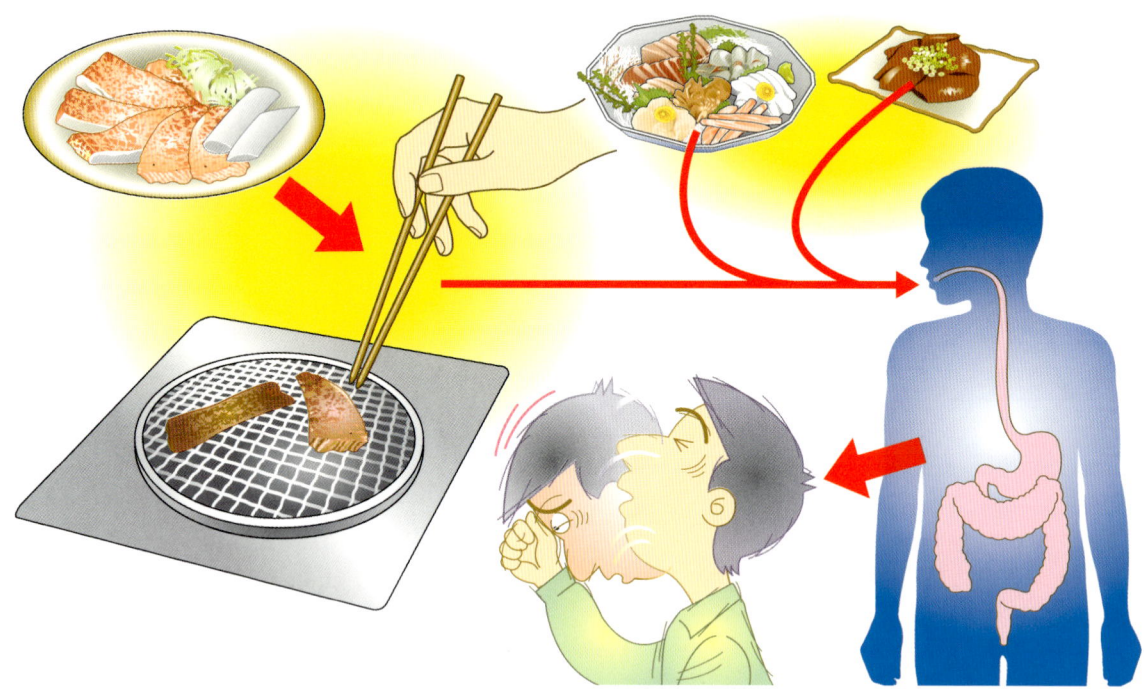

　食品中で一定菌数以上に増殖した食中毒菌（感染型食中毒を起こす細菌）が食品と共に摂取されると、胃を通過して腸に到達します。腸に達するまでには、胃酸や胆汁酸などの消化液があり、菌は消化されてしまうこともあります。

　しかし大量の菌を摂取した場合や、飲料水などのように胃の中を短時間で通過してしまい、かつ摂取した水によって胃酸も薄まってしまう場合などは、菌は腸に達しやすくなります。腸に達した食中毒菌は、小腸や大腸に定着し、そこで増殖を始めます。サルモネラ、カンピロバクター、毒素原性大腸菌（P.10参照）は主に小腸に定着しますが、赤痢菌や腸管出血性大腸菌は主に大腸に定着します。

　定着して増殖した時、エンテロトキシンと呼ばれる毒素を産生することがあります。この毒素によって下痢症状が起きます。また組織侵入性大腸菌（P.10参照）や赤痢菌は、腸管に定着後、腸管細胞に侵入して細胞を壊して下痢症状を起こします。

症状

一般的に潜伏時間が8時間以上と長く、主症状としては下痢や腹痛があります。

代表的な食中毒菌

サルモネラ、腸炎ビブリオ、カンピロバクター、腸管出血性大腸菌、ウエルシュ菌など。

毒素型

　食中毒菌の中には、食品中で増殖し、その際に毒素を産生するものがあります。食品と共にこの毒素を摂取することで食中毒が起こります。

　この場合、食品中に必ずしも原因菌が残っているとは限りません。菌が増殖して食品中に毒素が産生された後、加熱によって菌が死滅しても、熱に強い毒素が残り、その毒素によって食中毒が起こるからです。

症状

一般的に潜伏時間が1時間～5時間程度と短く、主な症状としては嘔吐があります。

代表的な食中毒菌

黄色ブドウ球菌、セレウス菌、ボツリヌス菌。

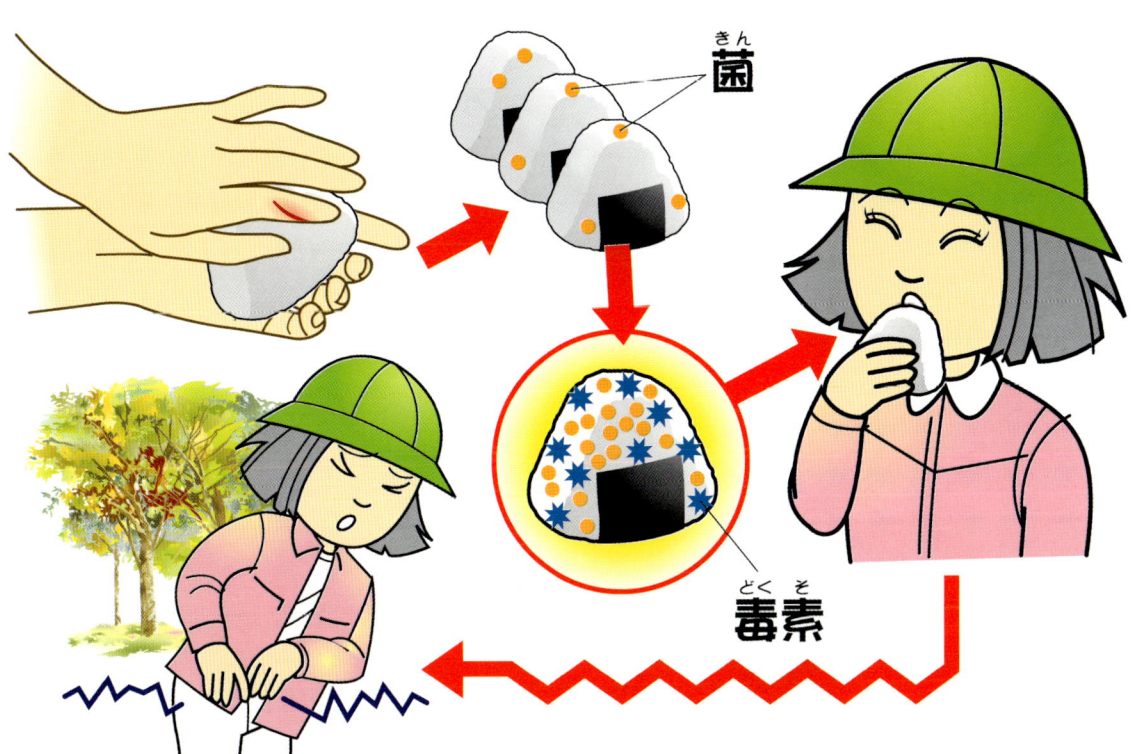

細菌性食中毒の特徴と症状・予防
病原大腸菌食中毒

特徴

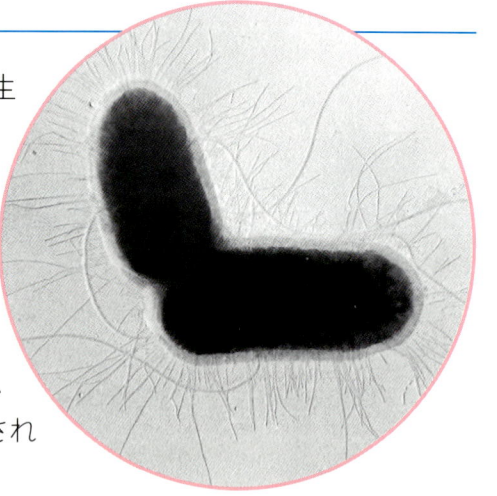

　大腸菌は、健康な人や動物の大腸、小腸に普通に生息する菌（常在菌）です。これらの大腸菌の大部分は、人に対して病気を引き起こすことはありません。しかし、この中のごく一部の大腸菌が人に対して病原性を持ち、下痢症の原因となります。

　このように病原性を持ち、下痢症の原因となる大腸菌を病原大腸菌と呼んでいます。病原大腸菌は、病気の引き起こし方によって、以下の5種類に分類されます。

①**病原血清型大腸菌**：乳幼児の下痢症の原因菌として発見されましたが、現在では小児や成人にも下痢を引き起こすと考えられています。

②**組織侵入性大腸菌**：菌が大腸の粘膜上皮細胞内へ侵入して増殖することで、赤痢と同じような激しい下痢や腹痛を引き起こします。

③**毒素原性大腸菌**：大腸菌が小腸内で増えた時に、下痢を引き起こす毒素（易熱性毒素LT、または耐熱性毒素ST）を産生する大腸菌です。日本で発生する病原大腸菌食中毒で最も多いのは、この菌によるものです。

④**腸管出血性大腸菌**：（次項参照）

⑤**腸管凝集接着性大腸菌**：乳幼児下痢症の原因菌として報告されていますが、詳しいことは、まだ分かっていません。

主な原因食品

　病原大腸菌による食中毒事件で原因食品が明らかにされた例が非常に少ないため、不明な点が多くあります。人や動物から排せつされた糞便中に病原大腸菌が含まれていた場合、河川や土壌などの自然界が徐々に汚染されていくことによって、汚染が広がっていきます。

　過去に発生した事例では、病原大腸菌食中毒の原因食品（感染源）は、人の糞便で汚染された飲料水や食品であることが推定されています。特に滅菌装置がついていない、あるいは消毒薬である塩素が注入されていない井戸水や湧き水、沢水の飲用などが原因で、食中毒や下痢症が発生しています。その他これまでに原因食品として判明したものには、野菜の和え物やサラダ、漬物などがありました。

症状

　食中毒原因菌で汚染された食べ物を食べてから、病気が発症するまでの時間を潜伏時間といいます。病原大腸菌の潜伏時間は 12～72 時間です。症状は病原大腸菌の種類によって多少異なっていますが、主に下痢、腹痛、発熱、嘔吐などです。
　毒素原性大腸菌では下痢・腹痛が主な症状で、下痢が激しい時には脱水症状を起こします。組織侵入性大腸菌では、赤痢と同じような症状である血便や粘血便がみられ、高熱が出ることもあります。

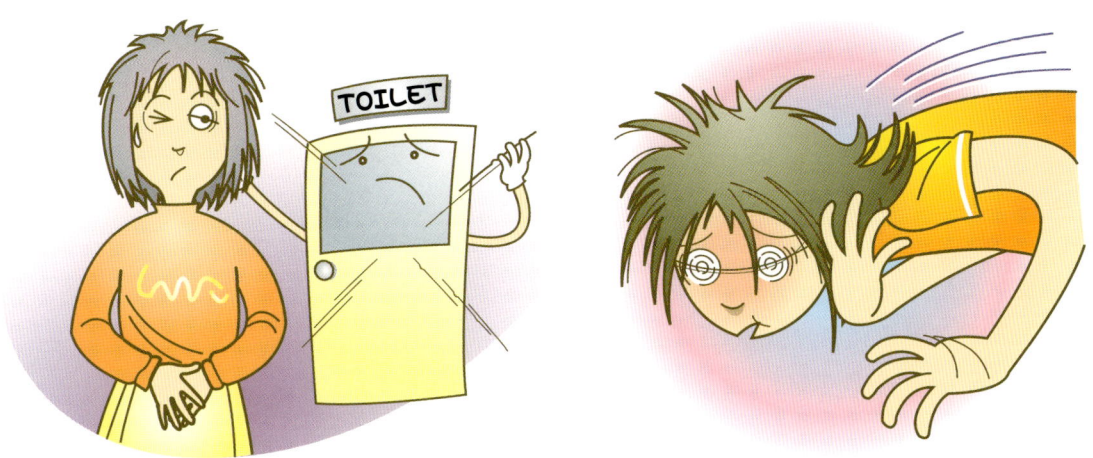

予防法

　滅菌装置のついていない井戸水や湧き水、沢水を直接飲むのは危険です。必ず沸騰させてから飲みましょう。また、食中毒予防の基本は手洗いです。外出から帰った時、トイレに行った後、調理の前、食事の前などには必ず手を良く洗いましょう。手をふくタオルも清潔なものを使いましょう。

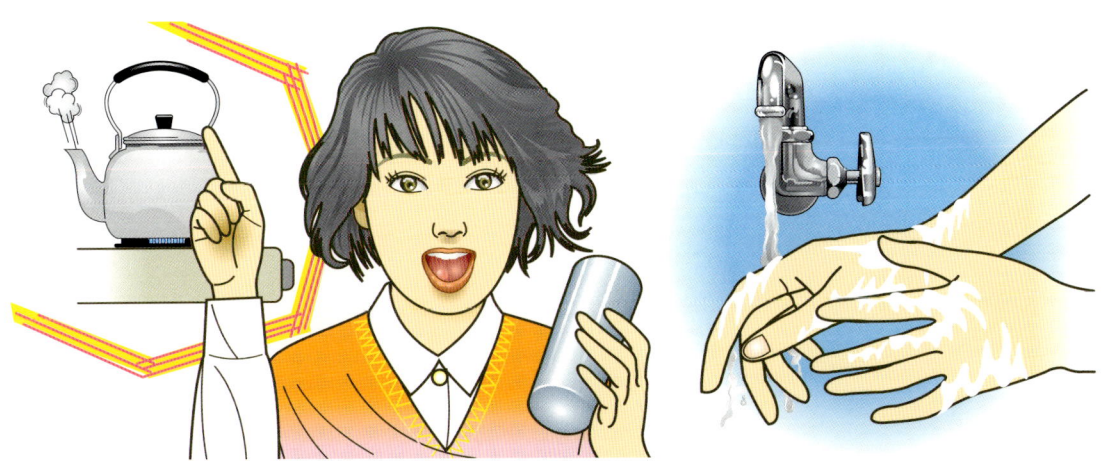

細菌性食中毒の特徴と症状・予防
腸管出血性大腸菌O157食中毒

特徴

　病原大腸菌のうち、ベロ毒素（VT）と呼ばれる毒素を産生する大腸菌を、腸管出血性大腸菌といいます。

　この菌は病原性が強く、また感染力も強いことから他の病原大腸菌とは区別されています。多くの食中毒菌は、百万個ぐらいの菌が体の中に入らないと病気になりませんが、腸管出血性大腸菌O157は、数百個の菌を摂取しただけでも発症することがあります。

　腸管出血性大腸菌O157は、1982年アメリカでハンバーガーを原因食品とした出血性大腸炎集団事例の原因菌として発見されました。日本では、1990年に、ある幼稚園で発生した集団下痢症事例で2名の園児が死亡したことで注目されるようになりました。その後、1996年には西日本を中心にO157による集団事例が多発し、大きな社会問題になりました。現在では大きな集団発生はなくなりましたが、全国での年間感染者数は3,000人を超えています。

主な原因食品

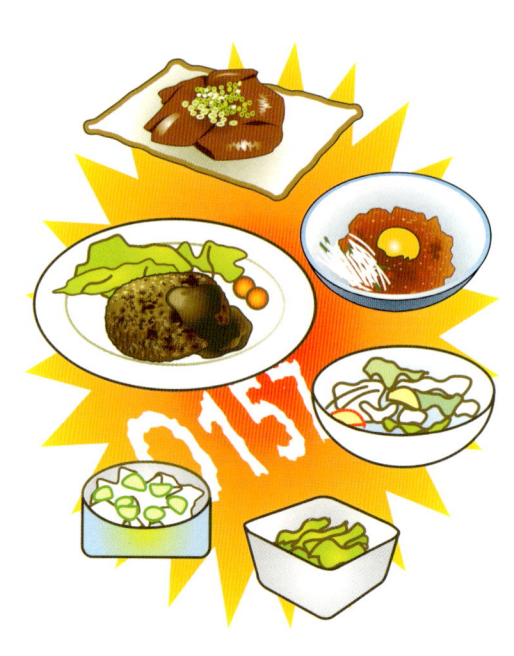

　腸管出血性大腸菌O157は、牛が重要な保菌動物と考えられています。食中毒の原因食品、あるいは感染源としては、

①牛レバー刺し、ユッケなどの生肉、加熱不十分なローストビーフ、焼き肉、ハンバーグなど。
②サラダ、浅漬、野菜の和え物など、調理過程で二次汚染したと考えられる食品。
③飲用水（殺菌が不十分な井戸水、沢水など）。

　この他、子ども用のビニールプール、トイレや風呂を介して感染することもあります。

　最近では観光牧場で動物を触った後、十分な手洗いがなされなかったために感染した事例も報告されています。

症状

　潜伏時間は比較的長く、1～14日（多くは3～5日）で発症します。主な症状は下痢、腹痛で、血便を伴う激しい下痢や虫垂炎を疑うような激しい腹痛を伴う場合もあります。

　特に乳幼児や小児、高齢者で激しい下痢に引き続き、腎臓の病気である溶血性尿毒症症候群（HUS：溶血性貧血や腎不全を起こし、尿が出なくなる）や脳炎などを起こすこともあります。溶血性尿毒症症候群を起こした患者のうち、けいれんや意識障害などの脳炎症状を示した場合は重篤になることが多く、死に至る場合もあります。

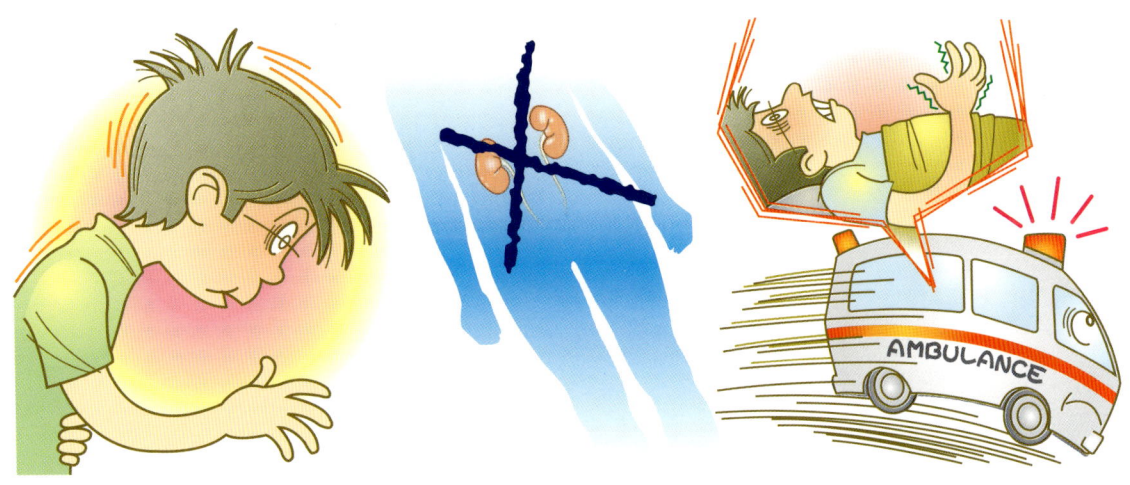

予防法

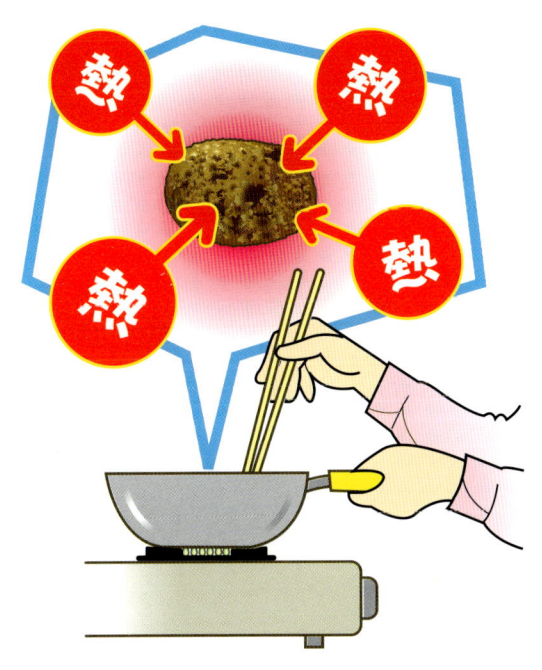

　レバー刺しやユッケなどの生肉を食べないことが最も大切です。また、ハンバーグや焼き肉、ローストビーフなどは中心部まで完全に熱が通るまで加熱してください。目安は、肉の色がピンク色から褐色に変わり、肉汁が透明になることです。

　また、焼き肉をする時は、生肉をとる箸と食べる箸を分けることも大切です。殺菌が不十分な井戸水、野外に行った時に沢水や湧き水は飲んではいけません。

　下痢気味の時は、絶対に子ども用ビニールプールやプールに入らないようにします。トイレに行った後や動物を触った後は、良く手を洗うことが大切です。

細菌性食中毒の特徴と症状・予防
サルモネラ食中毒

特徴

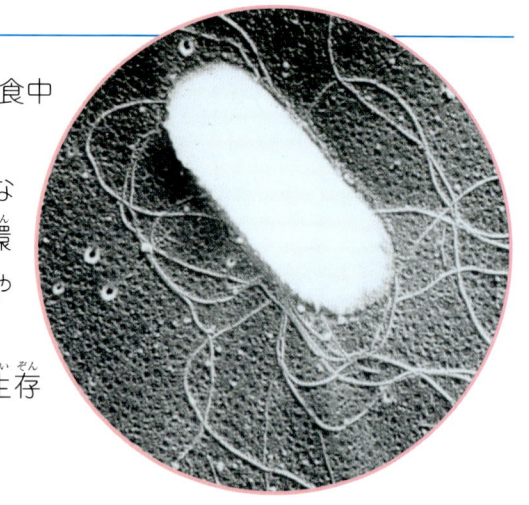

　サルモネラ食中毒は、非常に多く発生している食中毒の一つです。

　サルモネラは、ほ乳類、鳥類、爬虫類、両生類などの腸管内にいます。土壌、河川水などの自然環境から見つかることもありますが、これらは人や動物から汚染されたものです。

　サルモネラは乾燥に強く、土壌中で数年間も生存することができます。

主な原因食品

　サルモネラ食中毒では、食肉や鶏卵、あるいはスッポンやウナギなどの養殖魚が食中毒の原因食品になります。ニワトリは他の家畜よりもサルモネラの保菌率が高いため、鶏卵や鶏肉が食中毒の原因になった事例が多く報告されています。鶏卵中にサルモネラがいる確率は0.03％以下といわれていますが、特に血清型エンテリティディスと呼ばれる菌に汚染された鶏卵による食中毒が多く発生しています。

　食中毒の原因食品は生卵、生卵入り納豆、自家製マヨネーズ、ババロアなど、調理の過程で加熱工程のない食品です。また卵焼き、オムレツ、親子丼など、加熱工程のある食品でも加熱が不十分であった場合に食中毒が発生しています。これは食品を十分に加熱しなかったために、菌が食品中で生き残り、長時間の室温放置などで菌が増殖したために食中毒が起きたものです。この他にレバー刺しや牛肉のタタキなど、生肉や半加熱の肉類も食中毒の原因となっています。サルモネラを保菌したペット（イヌ、ネコ、カメなど）から乳幼児に感染した事例もあります。

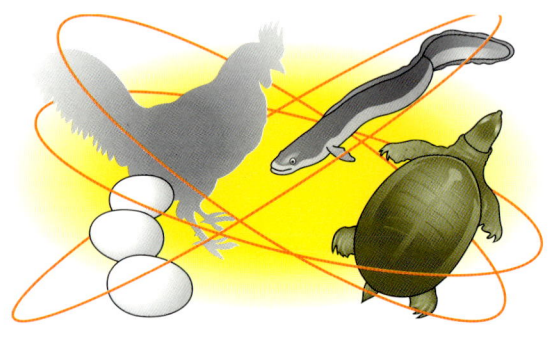
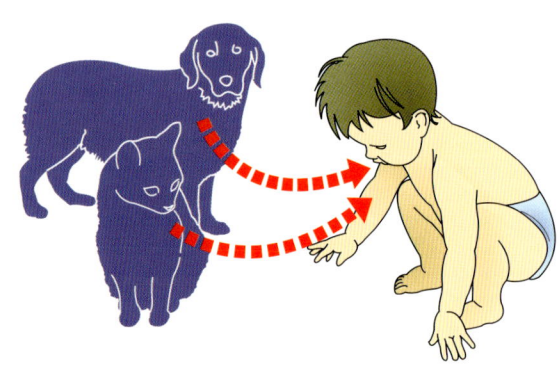

症状

　喫食してから発症までの潜伏時間は、4～48時間です。症状は水様性の下痢（まれに粘血便）、発熱（37～40℃）、腹痛（下腹部）、嘔吐などです。38℃以上の高熱の出ることが多いのが特徴です。

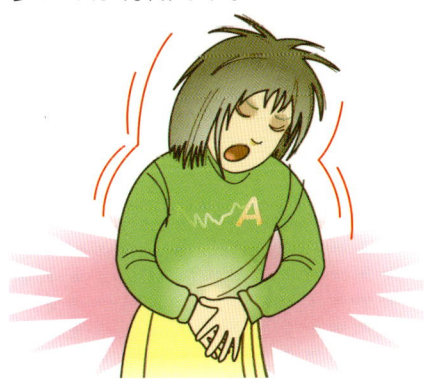
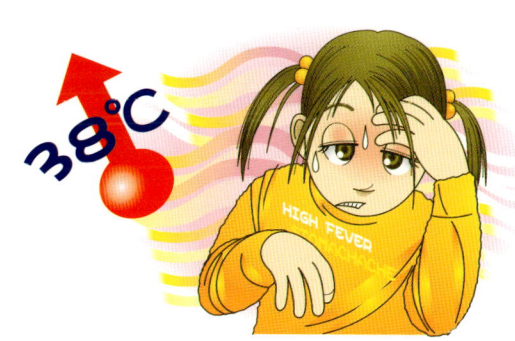

予防法

　サルモネラ食中毒を予防するには、原因食品となっている鶏卵、鶏肉やレバーなどの肉類の取り扱いに注意することが重要です。具体的には、
①鶏卵は新鮮なものを購入し、必ず冷蔵庫に保管後、短期間に消費すること
②卵の割り置きは絶対にやめること
③ひび割れた卵は、食べるのを避けましょう
④加熱調理は中心部まで十分に火が通るように加熱すること
⑤肉や鶏卵などに使った器具、容器、手指は、その都度必ず洗剤を用いて良く洗い、二次汚染防止に努めること、です。
　また、乳児や小児は少量の菌で感染するため、イヌ、ネコ、カメなどのペットを扱った後は、石けんを使って手を良く洗うことが重要です。

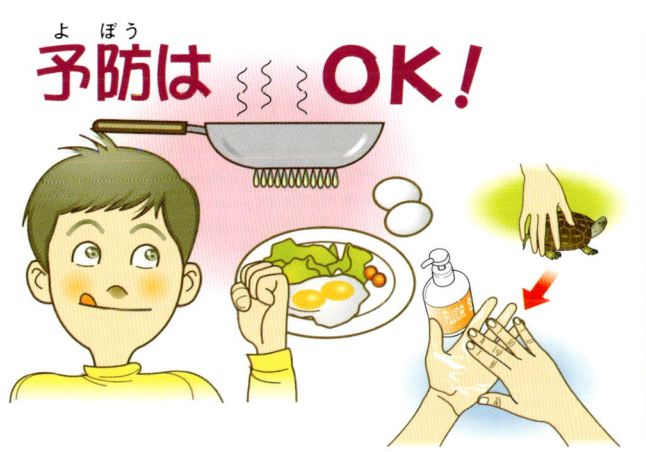

鶏卵の表示：賞味期限

　鶏卵のパックには、賞味期限が表示されています。これは生で食べることができる期限です。
　鶏卵は、冷蔵庫内（10℃以下）で保存してください。そして、賞味期限の過ぎた卵は、早めに十分加熱して食べましょう。

細菌性食中毒の特徴と症状・予防
腸炎ビブリオ食中毒

特徴

　腸炎ビブリオは、1950年に大阪大学の藤野恒三郎博士（1907～1992）らによって発見されました。
　本菌は、海水中に生息する細菌で、特に陸地からの糞便汚染を受ける海域や、河川の水が流入する海域（汽水域）に生息しています。海水の温度が低い冬季には主に海泥中で越冬していますが、海水温度が上昇する夏季には海水中で増えるため、海水や魚介類から多く検出されるようになります。そのため腸炎ビブリオ食中毒は夏季に多く発生し、魚介類を生で食べるわが国では、代表的な食中毒です。
　本菌は、3～5％の食塩の入った培地でよく発育します。菌が2倍に増える分裂時間は、大腸菌では約20～30分ですが、腸炎ビブリオでは栄養や温度条件が良い場合には約10分です。このように増殖速度が大腸菌などに比べ、速いのが特徴です。

主な原因食品

　腸炎ビブリオ食中毒の原因食品としては、生の魚介類が最も多く、あるいはこれらによって二次汚染された食品などです。夏季には刺身や寿司（特に貝類）、二次汚染された卵焼きや漬物などの食品が食中毒の原因となった事例が多く報告されています。

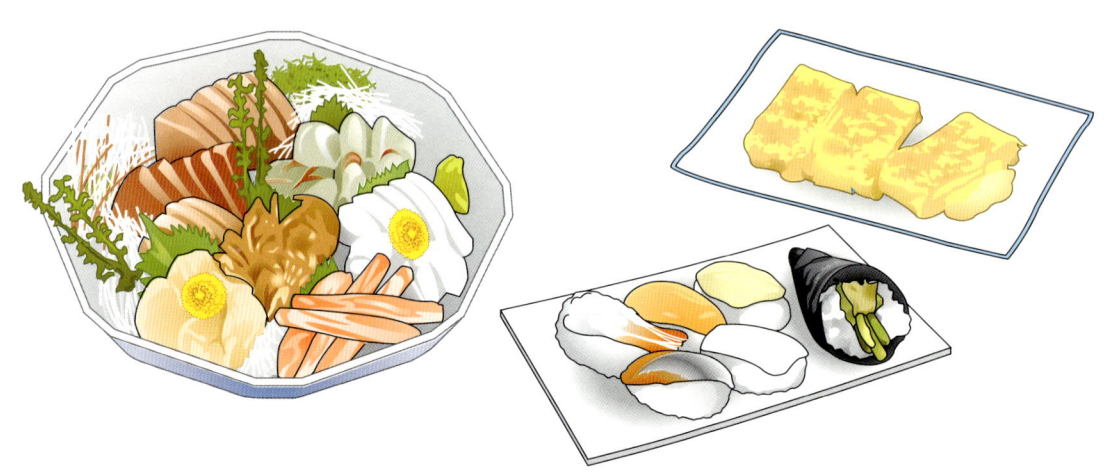

症状

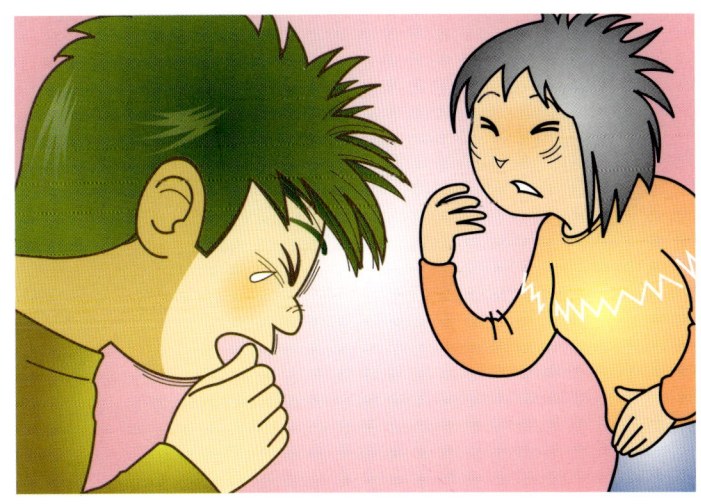

潜伏時間は8～24時間、主症状は激しい腹痛（ヘソの周り）と下痢、吐き気、嘔吐です。下痢の多くは水様性ですが、まれに粘血便が混じることもあります。

一般に経過は短く、1日～数日で自然治癒して予後も良好ですが、下痢が激しいために脱水状態に陥ったり、低血圧を呈して死亡するような重症例もあります。

予防法

腸炎ビブリオは海水中に生息しているため、夏季における魚介類の汚染は避けられない面もあります。また菌の増殖速度が速いため、短時間のうちに発症菌量（10^5～10^6個以上）に達します。食中毒予防には、
① 魚介類を調理前に真水の流水で良く洗うこと
② 二次汚染を防ぐため調理器具などをこまめに洗浄すること
③ 保存は冷蔵庫で行い、室温に放置しないこと
④ 調理後は速やかに食べること
⑤ 買い物をする時は、なるべく最後に購入し、購入後は低温に保ち、できるだけ早く帰宅し、冷蔵庫に入れること、などが重要です。

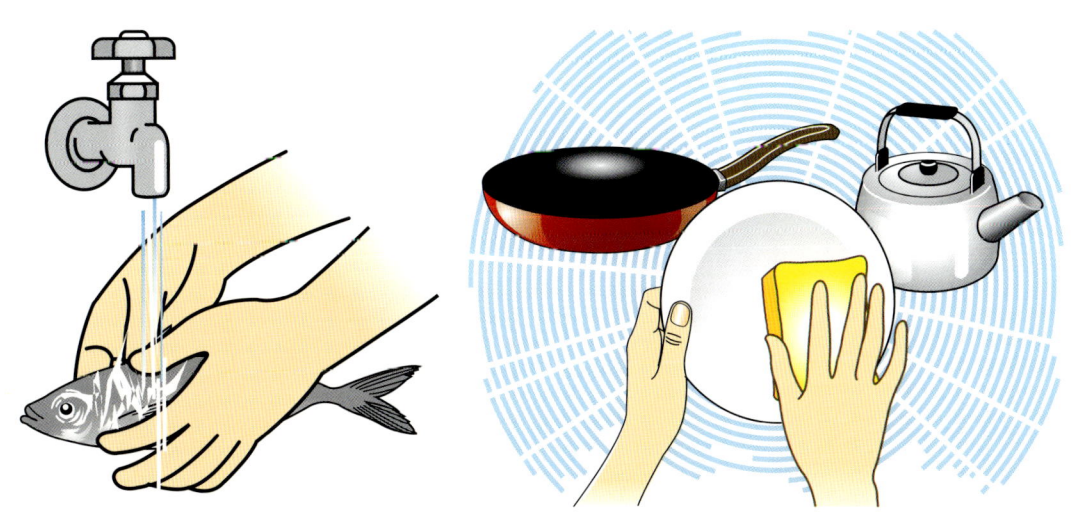

細菌性食中毒の特徴と症状・予防
黄色ブドウ球菌食中毒

特徴

　ブドウ球菌は、1878年にドイツの細菌学者ロベルト・コッホ（1843～1910）が化膿巣中に発見し、1880年にフランスの細菌学者ルイ・パスツール（1822～1895）が純培養に成功したと言われています。

　黄色ブドウ球菌は、顕微鏡下で観察すると、ブドウ房状の形態が見られることからこの名前がつけられました。本菌は健康な人でも皮膚、鼻や咽頭部、腸管内に持っており、健康者の保菌率は小児で高く20～30％です。手の傷や膿汁中には多数存在しています。この他動物の皮膚、鼻や咽頭、腸管内にも広く生息しています。

　黄色ブドウ球菌による食中毒は、典型的な毒素型食中毒です。すなわち、本菌が食品内で増殖した時に毒素（エンテロトキシン）が産生され、その毒素の摂取により食中毒となります。この毒素は、100℃、60分の加熱でも壊れない耐熱性という特徴があります。

主な原因食品

　黄色ブドウ球菌は健康な人の鼻や咽頭に生息しており、また手の傷や膿汁中にも多数存在するので、食品を扱う人によって食品を汚染しやすい危険性があります。

　さらに、その後食品を室温で長時間置いておくと、食品中で黄色ブドウ球菌が増えて毒素を産生します。そして毒素の産生された食品を食べると食中毒になります。

　食中毒の原因食品としては、弁当、にぎりめし、和菓子やケーキなどの生菓子、錦糸卵などが多く報告されています。

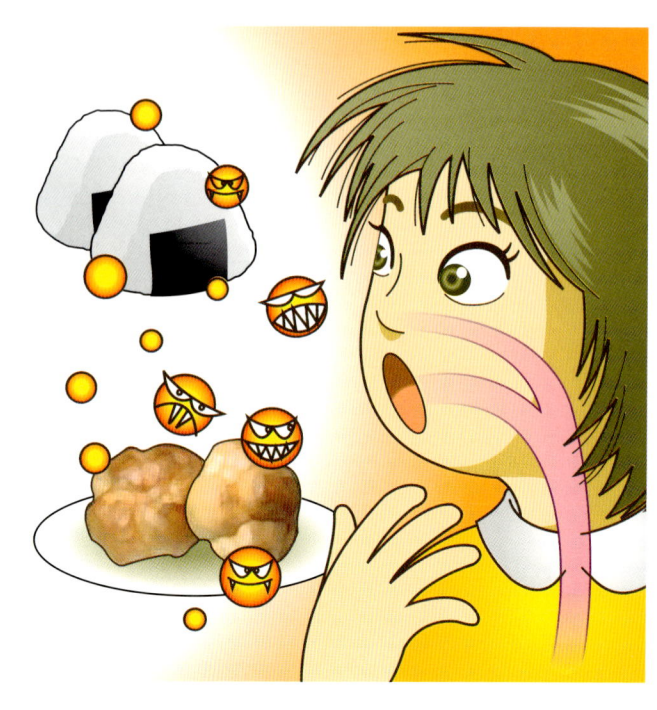

症状

　黄色ブドウ球菌食中毒では、食品を食べた後、約3時間（1〜5時間）後に激しい吐き気や嘔吐が起こります。また腹痛や下痢、発熱やショック症状を伴うこともあります。激しい症状のために患者が救急車で病院に搬送されることも多く、重症例では入院となります。通常1日か2日で回復します。

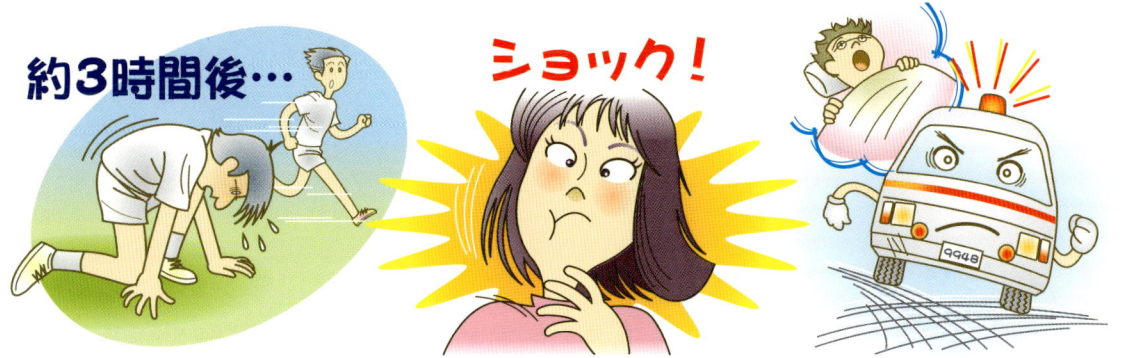

予防法

　食品中で毒素が作られてしまうと、加熱により菌は殺せますが、毒素は熱に強くて壊せません。このため食中毒の予防には、
　①調理の前には手を良く洗うこと
　②手に傷のある人は、食品を直接触ったり調理したりしないこと
　③調理や配膳をする時は、帽子やマスクを着用すること
　④食品を長時間、室温に放置しないこと
　⑤出来あがった食品は、なるべく早く食べること、が大切です。

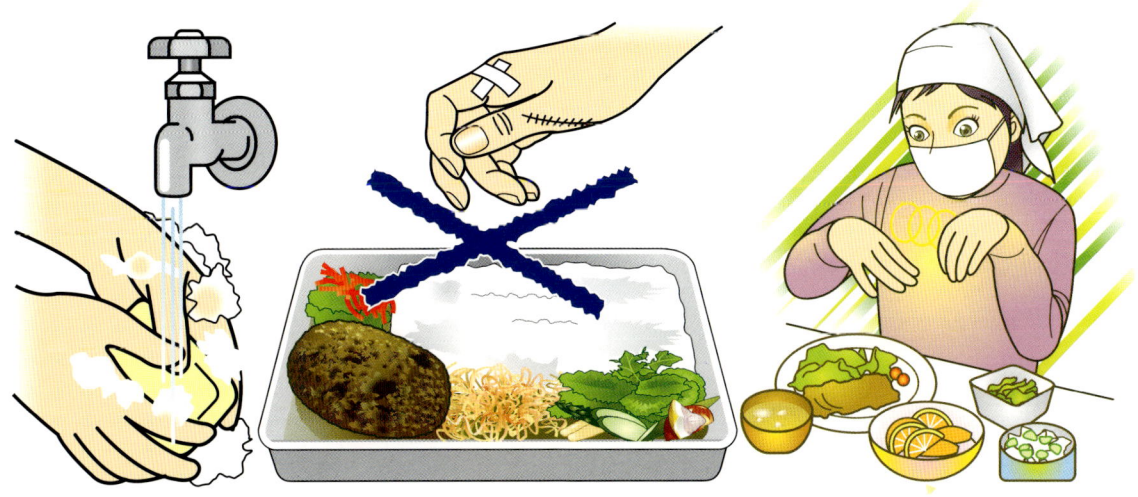

細菌性食中毒の特徴と症状・予防
カンピロバクター食中毒

特徴

　カンピロバクターは、大腸菌のように通常の大気中では発育することはできずに、急速に死滅してしまいます。大気中の酸素濃度は約20％ですが、それより低い濃度、5～10％の微好気的条件下で生存し、発育することができるという大きな特徴があります。

　カンピロバクターは、牛やニワトリなどの家畜や家禽、イヌやネコなどのペット、野生動物、野鳥など、あらゆる動物の腸管に高率で住み着いています。特にニワトリはカンピロバクターの保菌率が高く、50％～80％になる場合もあります。さらに少量の菌（100個以上）で人に感染することも特徴です。

主な原因食品

　カンピロバクター食中毒の原因食品は、生または加熱不十分な鶏肉料理（鶏肉の刺身、生鶏レバーなど）、牛レバーの生食、食肉から二次汚染を受けたサラダなどです。

　調理過程での調理器具や調理者の手指からの汚染（二次汚染）が食中毒の原因となることが分かっています。この他、井戸水、湧き水、野鳥の糞などの汚染を受けた沢水および簡易水道水が原因となった場合もあります。これらの原因の多くは不十分な消毒によるものです。

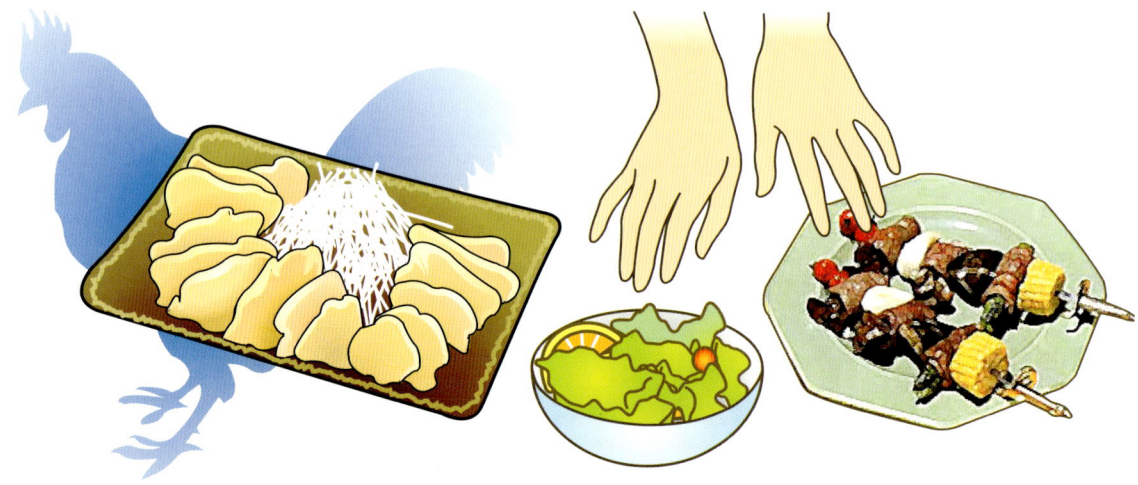

症状

　潜伏時間は、1～7日（平均2～3日）で、他の食中毒菌に比べて長いのが特徴です。また、カンピロバクターに汚染された食品を同じ時に食べても、人により発症日に差があることがあります。
　カンピロバクターの感染菌量は、他の食中毒菌と比べて非常に少ないこともわかっています。
　主な症状は、水様性の下痢または粘血便、腹痛、発熱（37～38℃）、頭痛、吐き気などです。しかしサルモネラ食中毒のような高熱は出ず、かぜと間違われる場合も多くあります。特に乳幼児では重症になることもあり、大量の水様性下痢のために急速に脱水症状となる場合もあります。

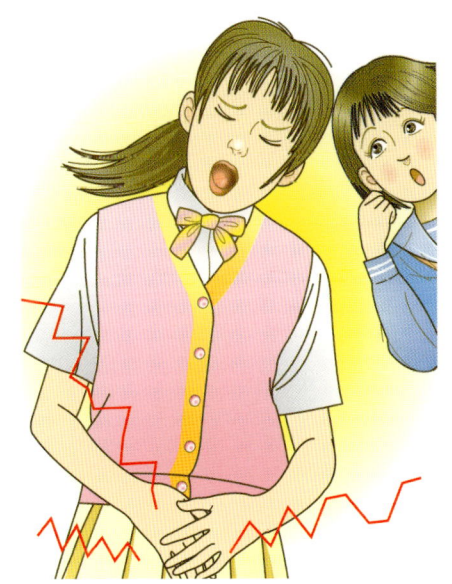

予防法

　カンピロバクターは熱に弱いので、食品を十分に加熱することで食中毒を防ぐことができます。例えば鶏肉の唐揚げは、冷凍状態のまま高い温度で揚げると表面ばかり色が付き、中まで火が十分に通りません。低い温度からじっくり揚げるようにしましょう。
　屋外で行うバーベキューや鉄板焼きで冷蔵してあった肉を焼く場合、中心部まで十分温度が上がるためには15分以上かかります。中まで火が通ったことを確認してから食べるようにしましょう。以下のことに気をつけてください。
①食品の適切な加熱を行う。加熱不十分な食肉や生肉は食べないこと
②カンピロバクターは熱や乾燥に弱いので、調理器具は使用後に良く洗浄し、熱湯消毒後、乾燥させる。特に生肉を取り扱った後は1分に注意し、二次汚染しないようにすること
③未殺菌の水、野生動物の糞などで汚染された貯水槽水・井戸水・沢水を飲まないこと
④イヌやネコなどペットを触った後は、手を良く洗うこと、が大切です。

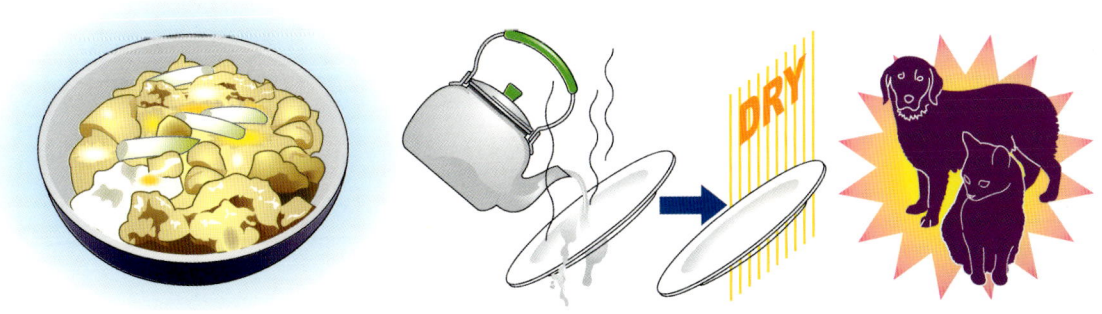

細菌性食中毒の特徴と症状・予防
ボツリヌス食中毒

特徴

ボツリヌス食中毒は、ボツリヌス菌が産生する毒素により発症する食中毒で、黄色ブドウ球菌食中毒と並んで毒素型食中毒の代表的なものです。ボツリヌス食中毒の発生件数は少ないのですが、きわめて致死率の高い食中毒です。

ボツリヌス菌は、嫌気的条件下（酸素のない状態）でのみ増えることができるという大きな特徴があります。そして、食品中でボツリヌス毒素を作ります。このボツリヌス毒素を摂取してしまった場合に、食中毒になります。

ボツリヌス菌は芽胞の状態で、土壌、河川、海底や湖底の沈積物など自然界に広く分布しています。そのため農作物や家畜、魚介類の肉など、あらゆる食品がボツリヌス芽胞に汚染される可能性があります。

主な原因食品

わが国で発生するボツリヌス食中毒の原因食品としては、北海道や東北地方で作られていた自家製の「いずし」がよく知られていました。しかし最近では、「いずし」による食中毒はほとんど見られなくなりました。

この他には、野菜のビン詰（滅菌不十分な自家製品）、真空包装した芥子れんこん、レトルト類似食品、ビン詰のキャビアやオリーブ（いずれも輸入品）などの例がありました。

このようにボツリヌス食中毒の原因食品は、嫌気状態を保つ包装形態の食品が原因となりやすいのが特徴です。

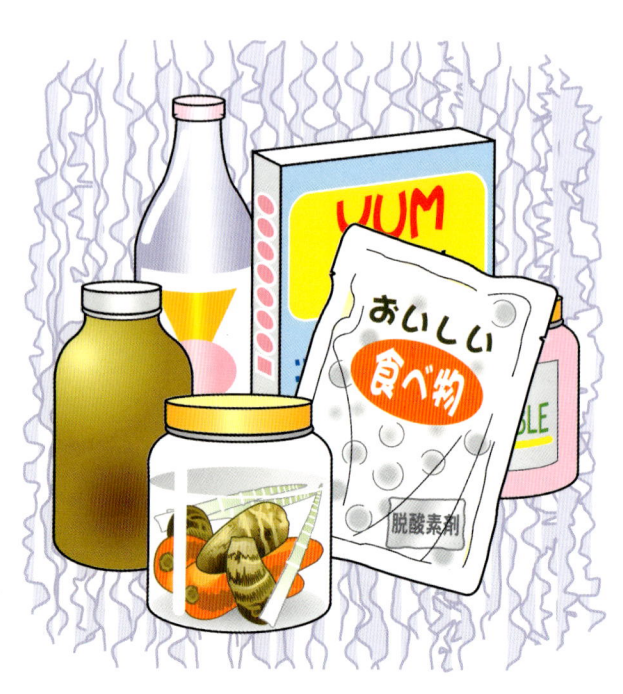

症状

　ボツリヌス食中毒の潜伏時間は8～36時間です。しかし摂取された毒素量によっても異なり、遅い場合には7日の報告もあります。初期症状は、吐き気、嘔吐、下痢、腹痛などの消化器症状、その後ボツリヌス毒素に特有の神経症状が現れます。
　すなわち、めまい、複視、視力低下、かすみ目（眼調節麻痺）、眼瞼下垂、そして口渇、嗄声、発語障害、嚥下障害など咽喉部の麻痺症状、さらに腹部の膨満、便秘、尿閉、著しい脱力感、四肢の麻痺がみられます。次第に呼吸困難に陥って死に至ります（致命率約20％）。

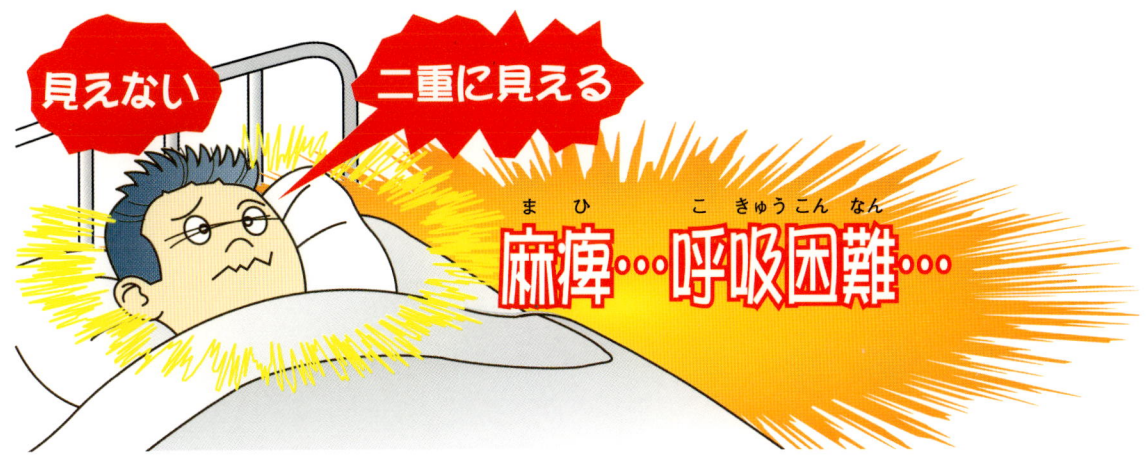

予防法

　ビン詰、缶詰、レトルト食品などで、異常に膨張している物や泡が出ている物は、食べないようにします。

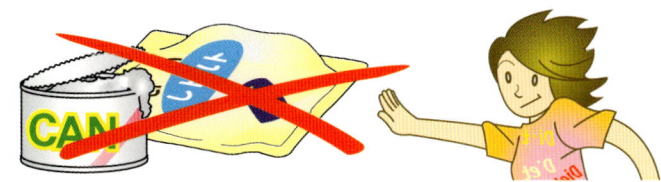

『乳児ボツリヌス症』

　1歳未満の乳児、その大半は6か月未満の乳児にみられるボツリヌス症です。ボツリヌス食中毒が食品中で産生された毒素の摂取によって発症する毒素型食中毒であるのに対して、乳児ボツリヌス症は、口から摂取されたボツリヌス菌芽胞が腸管内で発芽、増殖し、その際に産生される毒素により発症する感染症です。
　原因食品としては蜂蜜が多く報告されていましたが、現在では1歳以下の乳児には蜂蜜を与えないように指導されています。また最近、井戸水を原因とした症例が報告されています。

細菌性食中毒の特徴と症状・予防
ウエルシュ菌食中毒

特徴

ウエルシュ菌は、嫌気的条件下（酸素のない状態）でしか発育できないため偏性嫌気性菌といわれるグループに属します。偏性嫌気性菌には、ウエルシュ菌の他にボツリヌス菌があります。

ウエルシュ菌食中毒は年間20～40件程度で、それほど多いものではありません。しかし、1事件あたりの患者数は他の食中毒に比べて圧倒的に多く、大規模な食中毒事例が多いのが特徴です。

ウエルシュ菌は、健康な人すべてが腸管内に持っている菌（常在菌）です。しかし、下痢を起こす毒素（エンテロトキシン）を産生する菌と産生しない菌があります。健康な人が腸管内に持っている菌の多くは、エンテロトキシンを産生しませんが、食中毒の原因となるウエルシュ菌は、エンテロトキシンを産生します。

エンテロトキシン産生性のウエルシュ菌が大量に増殖した食品を食べた場合、この菌が腸管内に達し、そこで増殖してエンテロトキシンを産生します。そして、このエンテロトキシンの作用によって食中毒となります。

エンテロトキシン産生性のウエルシュ菌は、100℃の加熱に対しても耐熱性芽胞という形になり生き残る特徴があります。また、ウエルシュ菌の発育至適温度は43～47℃と高く、菌の増える速度も大腸菌の2倍程度速いのが特徴です。

主な原因食品

ウエルシュ菌の汚染源の多くは食肉であり、カレーやシチュー、スープ、煮物などの肉を使った調理品が原因食品となります。

仕出し弁当や集団給食による事例も多くみられ、前日に大量に加熱調理され、大きな器のまま室温で放冷されていた食品が原因となります。

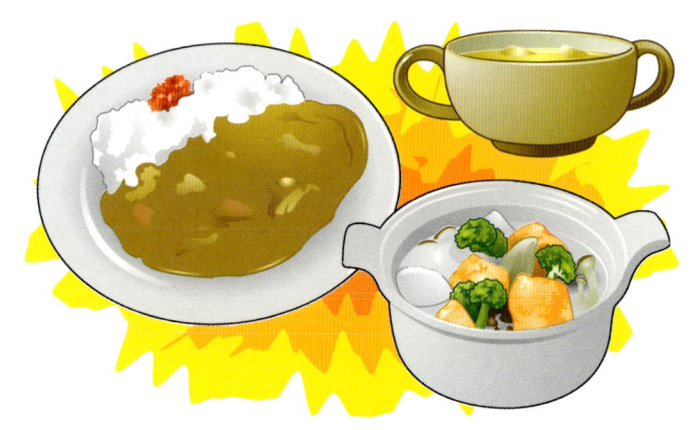

症状

　ウエルシュ菌食中毒では、喫食後4～12時間（平均10時間）で、下痢（軟便）、腹部膨満感、腹痛を呈します。下痢回数は1日1～3回程度のものが多く、主に水様便と軟便です。嘔吐や発熱は少なく、症状は一般的に軽症で、1～2日で回復します。

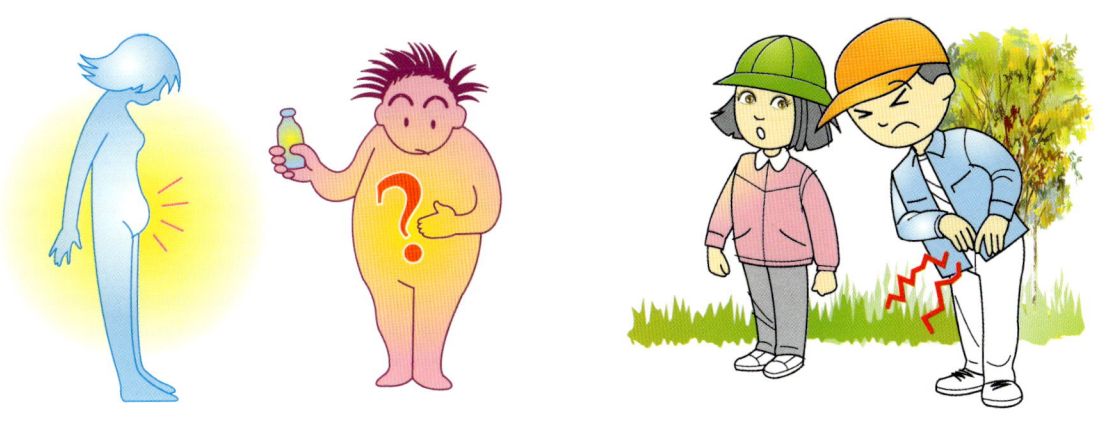

予防法

　底の深い鍋（いわゆるズンドウ鍋）や大きい鍋で大量に調理された食品が、調理後長時間放置された場合に食中毒の原因となります。このような状態では鍋内の深部は嫌気的状態になっており、また鍋内の温度が短時間では低下しないため、加熱調理によっても生き残ったウエルシュ菌が増殖してしまうからです。

　食中毒予防で最も大切なことは、食品中での菌の増殖防止です。前日に調理することや室温放置は避け、調理したものは早く食べてください。また加熱調理食品を保存する場合は、小分けをするなど工夫をして急速に冷却と低温保存することが重要です。

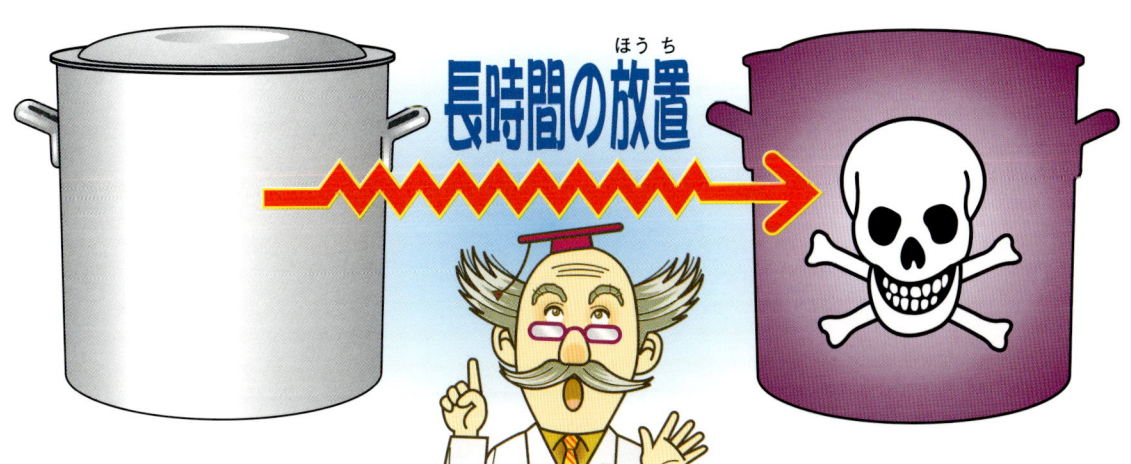

細菌性食中毒の特徴と症状・予防
セレウス菌食中毒

特　徴

　セレウス菌は土壌細菌であるため、土壌、河川、動植物などの自然環境中に多く分布しています。特に穀類、香辛料、食肉、豆腐などの多くの食品からセレウス菌が検出されることがあります。また健康な人や動物の糞便からも検出されます。

　セレウス菌食中毒には、食品中で本菌が増殖し、その際産生された毒素の喫食により発症する嘔吐型（毒素型食中毒）と、食品中で増えた大量の菌を食品と一緒に摂取し、その菌が腸管内で増殖した場合に発症する下痢型（感染型食中毒）があるといわれています。わが国で発生したセレウス菌食中毒のほとんどは嘔吐型です。

　嘔吐型セレウス菌食中毒の原因となる嘔吐毒は、セレウリドと呼ばれていますが、セレウス菌の中には、この毒素を産生する菌と産生しない菌がいます。しかし、まだ詳しいことは十分に分かっていません。

主な原因食品

　食中毒の原因としてこれまでに明らかにされた食品には、チャーハン、ピラフ、スパゲティ、焼きそば、おにぎりなどがあります。すなわち、長時間室温に放置された米飯を使ったチャーハン、ゆでた後長時間放置された焼きそばやスパゲティを使って調理した食品が食中毒の原因となっています。

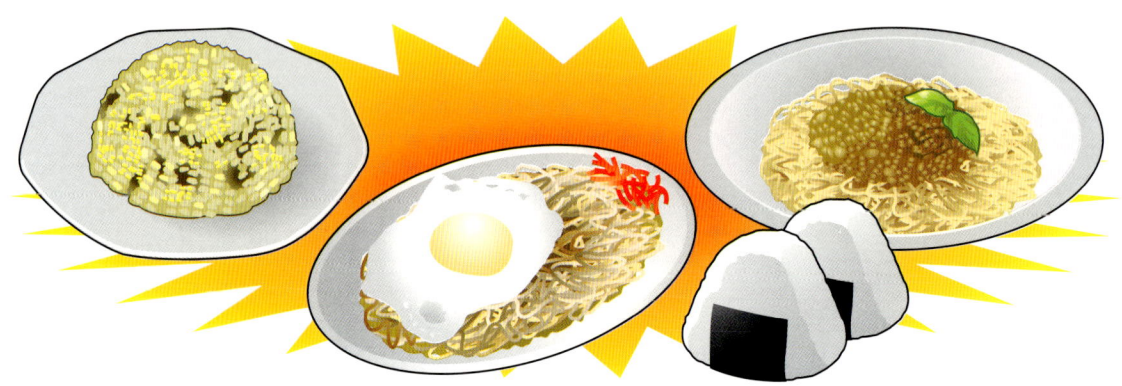

症状

　嘔吐型セレウス菌食中毒の潜伏時間は、通常30分～3時間で、黄色ブドウ球菌食中毒よりもやや短い傾向にあります。主な症状は、吐き気と嘔吐です。嘔吐症状は一般的に黄色ブドウ球菌食中毒よりも軽症です。発熱などはまれで、症状は一般的に軽く、1～2日で回復します。

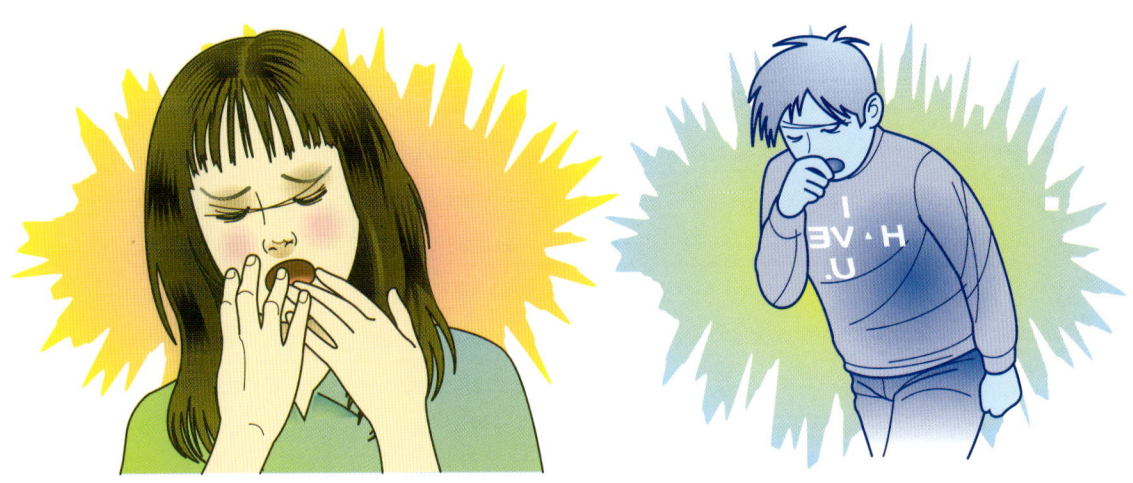

予防法

　セレウス菌は芽胞を形成するため、加熱調理後も菌は死なないで、生残している場合が多いのが特徴です。したがって予防の要点は、食品中での菌の増殖を防止するために、調理から喫食までの温度と時間を管理することです。

　一度に大量の米飯や麺類を作り置きせず、必要量だけを調理し、室温で保存しないようにします。保存する場合は小分けをして急速に放熱し、冷蔵保存することが大切です。

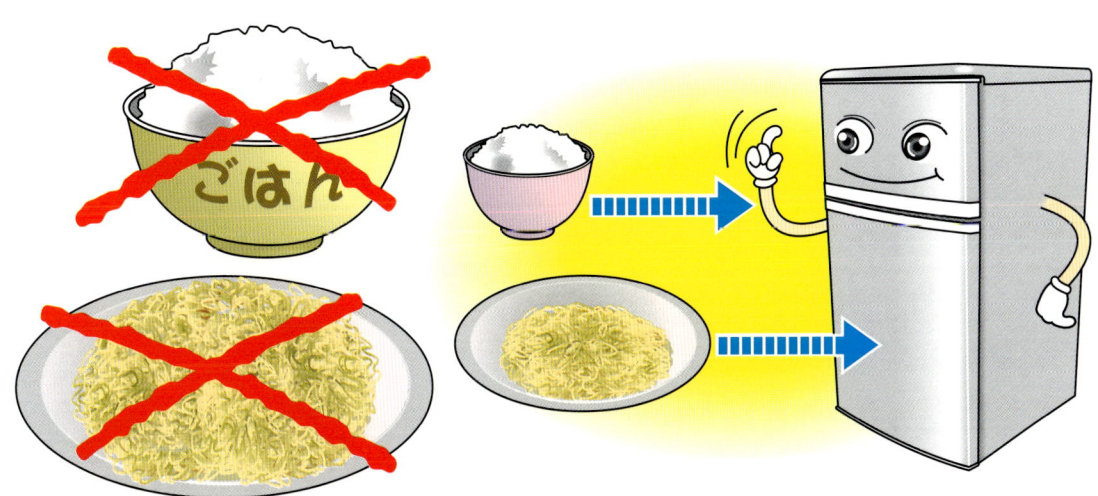

細菌性食中毒の特徴と症状・予防
エルシニア食中毒

特徴

　エルシニア食中毒の原因となる菌は、エルシニア・エンテロコリチカとエルシニア・シュードツベルクローシスです。エルシニアは豚、イヌ、ネコなどの哺乳動物をはじめ、爬虫類、魚類、土壌、河川水など環境中に広く分布しています。特に豚やイヌは人に病原性を示すエルシニア・エンテロコリチカを保菌しています。

　エルシニアは多くの食中毒菌と異なり、10℃以下の低温でも増殖します。発育速度が他の腸内細菌科に比べて非常に遅い（菌が2倍に増える分裂時間は約40分）のも特徴です。

　エルシニア食中毒は、わが国では1972年に静岡県で最初に報告されました。それ以降、いくつかの食中毒事例が報告されていますが、その発生は非常にまれです。

主な原因食品

　米国で発生した集団食中毒事例で推定された原因食品には、チョコレートミルク、牛乳、ポークソーセージ、もやしなどがあります。わが国での事例では、加工乳によるものが1事例報告されていますが、それ以外はすべて不明です。

　豚の保菌率が高く、人に病原性のある血清型菌が検出される豚肉は、人への感染源として最も注意が必要です。豚肉の加熱調理不足や、調理過程での二次汚染によって感染します。また、イヌやネコなどの動物の糞便で汚染された水を飲用することからも感染します。

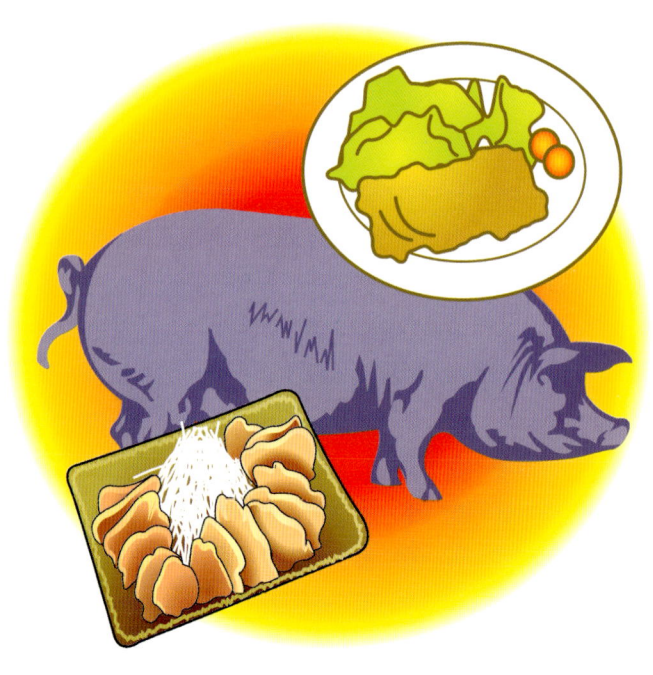

症状

　潜伏期間は2～5日です。集団事例では、患者は長期（4～15日）にわたって発生するのが特徴です。エルシニア・エンテロコリチカ感染の臨床症状は非常に多彩で、下痢や腹痛を伴う胃腸炎症状から敗血症まであります。潜伏期間は、2～20日以上と差があります。また、感染菌量や感染者の年齢などによって、症状が異なることもあります。回腸末端炎、虫垂炎、腸間膜リンパ節炎、関節炎など様々な臨床症状を示します。
　エルシニア・シュードツベルクローシス感染症は、腹痛、下痢、発熱を主徴とした熱性疾患で、発疹、紅斑、咽頭炎も認められます。

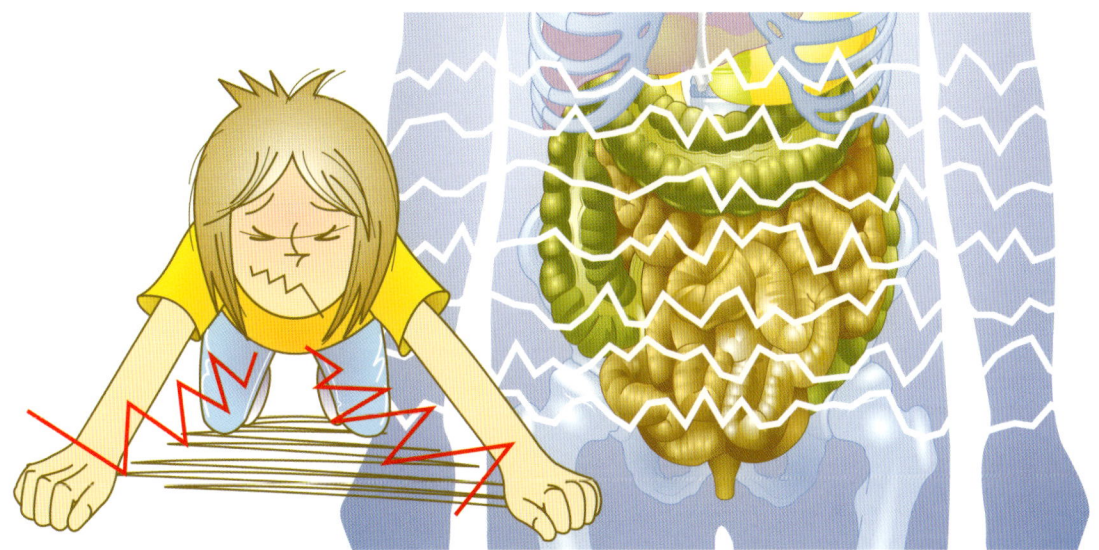

予防法

　豚肉の汚染防止や、肉から調理器具などへの二次汚染を防ぐことが重要です。本菌は75℃、1分の加熱で死滅するので、十分な加熱調理によって予防できます。しかし、本菌は0～4℃の低温でも増殖することができるので、冷蔵保存を過信してはいけません。また、汚染した川の水や井戸水、沢の水などが原因となることもありますので、これらの生水を飲むのはやめましょう。

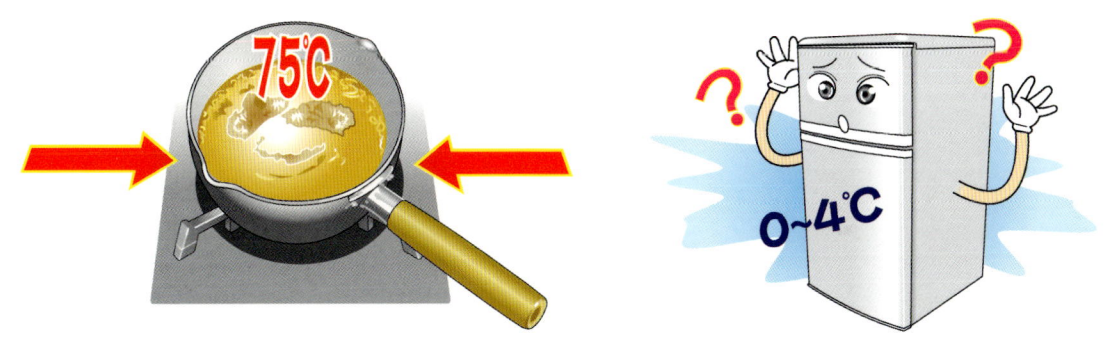

ウイルス性食中毒の特徴と症状・予防
ノロウイルス食中毒

特徴

ウイルス性食中毒の大部分はノロウイルスによるもので、以前は「小型球形ウイルス（SRSV）」と総称され、平成9年に食中毒病因物質として加えられました。

ノロウイルスは、直径約30nm（30×10^{-9}m）の表面に、突起状の構造を持つ小型の球形ウイルスです。酸や乾燥に強く、アルコール消毒でも死にません。その感染力は非常に強く、わずか100個以下のウイルスが人の体内に入っただけで感染する場合があります。ノロウイルスは食中毒だけではなく、人から人へ直接感染する感染症の原因としても要注意です。

主な原因食品

ノロウイルス食中毒は、ウイルスに汚染された食品を介して食中毒を起こします。食品の汚染経路としては、環境からの汚染と調理人などからの汚染があります。

患者から糞便中に排泄されたノロウイルスは、下水から河川、海水中に流入します。そのウイルスに汚染された水域で養殖あるいは生育したカキやシジミなどの二枚貝は、消化管にノロウイルスを蓄積します。そして、ノロウイルスに汚染された二枚貝を生食あるいは不十分な加熱調理によって喫食した場合にノロウイルス食中毒が発生します。

一方、二枚貝とは関連しない食中毒事例もあります。調理過程でのウイルス汚染が考えられます。原因食品としては、サラダなどの未加熱食品、加熱後に汚染されたと推定されるロールパンなどが報告されています。

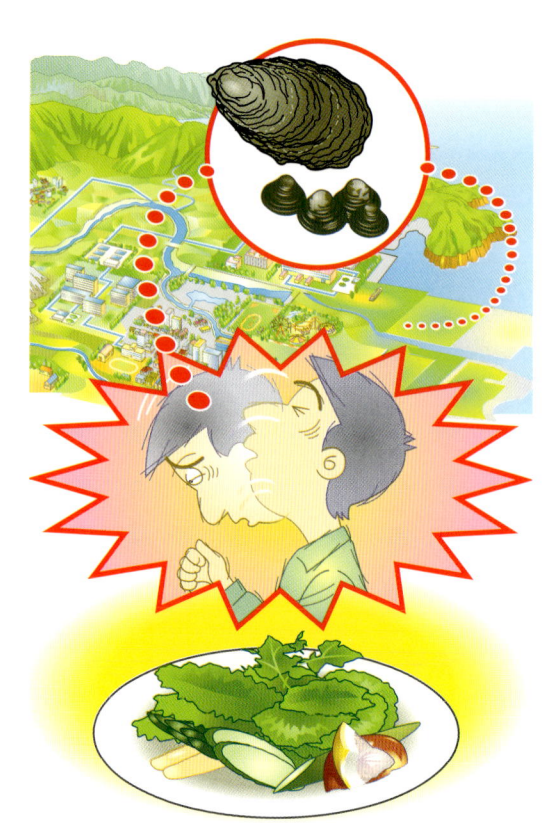

症状

ノロウイルスに感染した場合、臨床症状は、小児と成人では少し異なります。小児では嘔吐が最も多く、次いで発熱、吐き気、下痢があります。しかし成人では下痢が最も多く、次いで吐き気や嘔吐がみられます。

発熱は小児・成人とも約半数の患者に認められますが、熱は高くても38℃台であり、サルモネラ食中毒やインフルエンザのように高熱を出すことはほとんどありません。

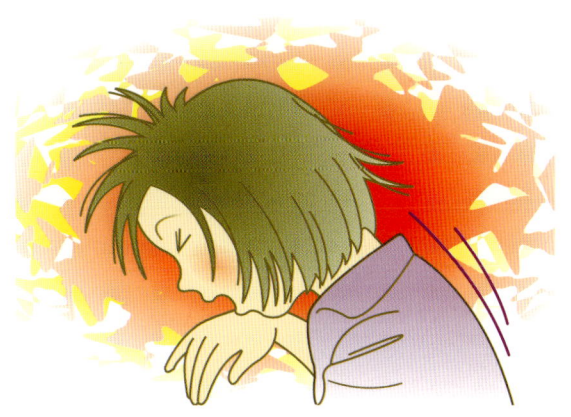

予防法

ノロウイルスは、pH3（人の胃液中のpHに匹敵する強い酸性）中に3時間おいても感染力は低下せず、また60℃で30分の加熱に対しても抵抗性を示します。また、消毒用アルコールや逆性石けんはあまり効果がありません。

カキなどの二枚貝類は生食を避けて、中心部まで85℃、1分以上の加熱調理を行うことが重要です。また調理する人は手洗いを十分に行い、配膳の際には使い捨て手袋やマスクを使用する必要があります。そして自らの健康管理にも気を配ることが重要です。

また患者の糞便・吐物を介して感染することも知られています。汚染場所の洗浄を行う場合には、マスクや使い捨て手袋を使用して次亜塩素酸ナトリウム（塩素濃度200 ppm）で浸すように床をふきとりましょう。一般的には、手洗いが最も重要です。

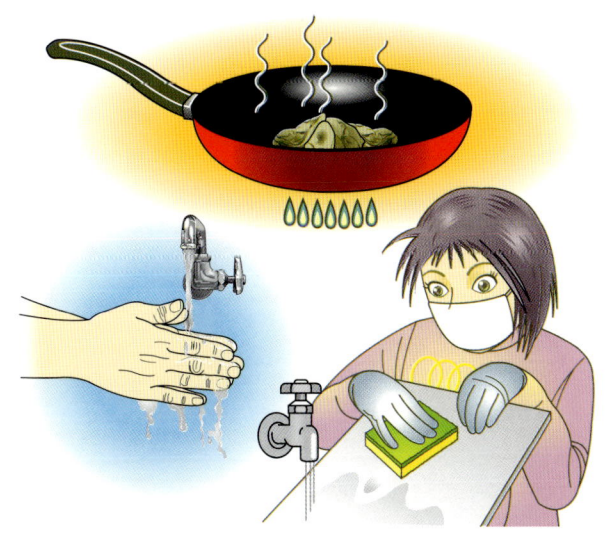

細菌とウイルスの違い

細菌とウイルスでは、大きさが異なります。多くの細菌は1〜5μm（10^{-6}m）程度ですが、ウイルスは、その1/100ぐらいの大きさです。

また細菌が食品や環境中で増えるのに対して、ウイルスは人の腸管内などの生きた細胞中でしか増えることができません。

ウイルス性食中毒の特徴と症状・予防
A型・E型肝炎ウイルス食中毒

特　徴

　A型肝炎はA型肝炎ウイルス（HAV）の感染により、E型肝炎はE型肝炎ウイルス（HEV）の感染によって起こる急性肝炎です。共に、これらのウイルスに汚染された食品や水を介して経口的に感染します。これらのウイルスは、平成9年に食中毒病因物質に加えられました。

　A型肝炎ウイルスは、1947年に命名されたRNAウイルスで、直径27nmの正20面体の粒子です。わが国や欧米では上下水道の整備など衛生環境の整備に伴って感染者は激減しましたが、熱帯・亜熱帯の発展途上国ではまだ多数の感染者が発生しています。

　E型肝炎ウイルスは、1989年に同定された直径約30nmの小型のRNAウイルスです。わが国ではE型肝炎の発生数は非常に少なく、海外で感染する輸入感染症と考えられていました。しかし、近年、海外への渡航歴のない人で、急性E型肝炎を発症する人が確認されています。

主な原因食品

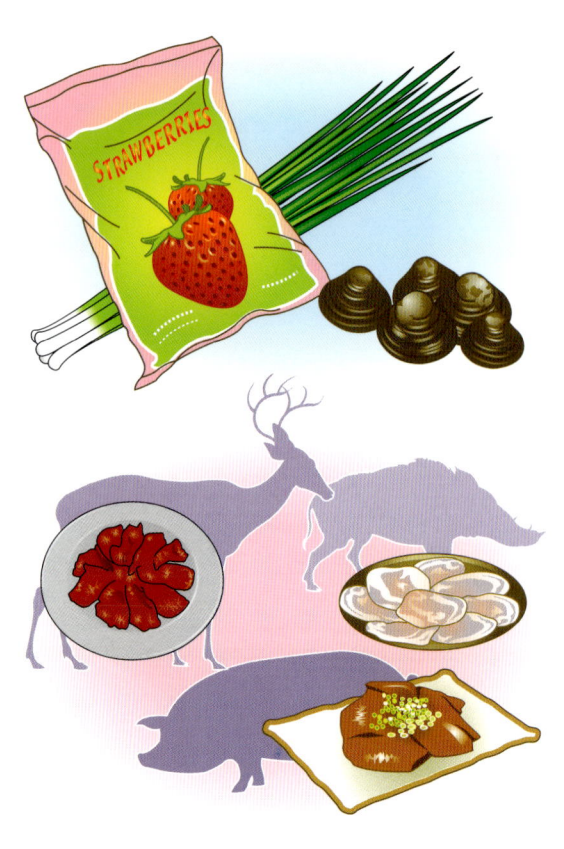

　A型肝炎やE型肝炎は、ウイルスに汚染された食物、水の摂取により感染します。

《A型肝炎ウイルスによる食中毒事例》

　原因食品として報告された物には、二枚貝（日本）、冷凍イチゴ（米国）、青ネギ（米国）などがあります。これらはいずれも生または加熱不十分な状態で食べた事例でした。

　一方、寿司店の従事者がA型肝炎の患者で、その人から寿司食材または調理器具を介して汚染された寿司が原因となった事例も数例報告されています。

《E型肝炎ウイルスによる食中毒事例》

　狩猟によってえた野生動物（鹿や猪）の肉・肝臓、あるいは市販の豚レバー（国内産）を、生または加熱不十分な状態で食べたことが原因と考えられる事例が報告されています。

症状

　A型、E型いずれのウイルスも急性肝炎を起こします。

　A型肝炎の潜伏期間は、2～6週間（平均30日）、E型肝炎では、2～9週間（平均40日）です。いずれの肝炎においても、突然発熱し、それが数日間続きます。また食欲不振、全身のだるさ（倦怠感）、むかつき（吐き気）や嘔吐、下痢などがみられます。そして、黄疸、肝臓の腫脹、褐色尿などが認められるようになります。A型肝炎では38℃以上の高熱が認められることが多いようです。

　A型肝炎は、通常1～2か月で回復し、肝炎の慢性化もなく、予後は良好と考えられています。しかし、患者の約1％が劇症化し、その約40％が死亡しています。

　E型肝炎も慢性化することはなく、一般的には予後が良好な疾患ですが、致死率は10％程度です。特に、妊婦で劇症化しやすく、致死率は約20％と考えられています。小児時のE型肝炎は軽症です。

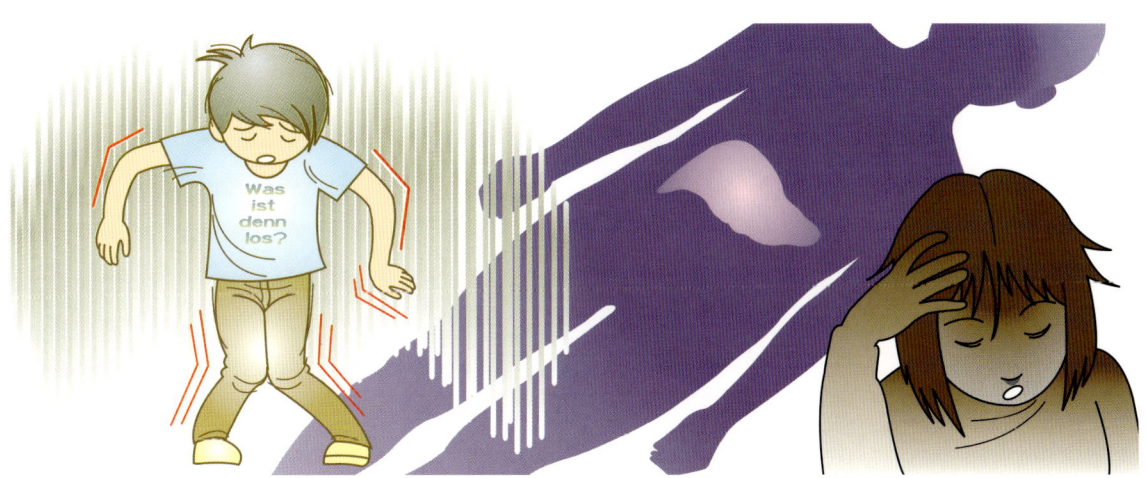

予防法

　飲食物の十分な加熱や手洗いが重要です。特に、二枚貝や野生動物の肉を生や加熱不十分な状態で食べることは避けましょう。

　また、A型肝炎にはワクチンが有効です。日本人の大半はA型肝炎ウイルスに対する抗体がないので、海外の流行地に行く時はワクチン接種が勧められています。

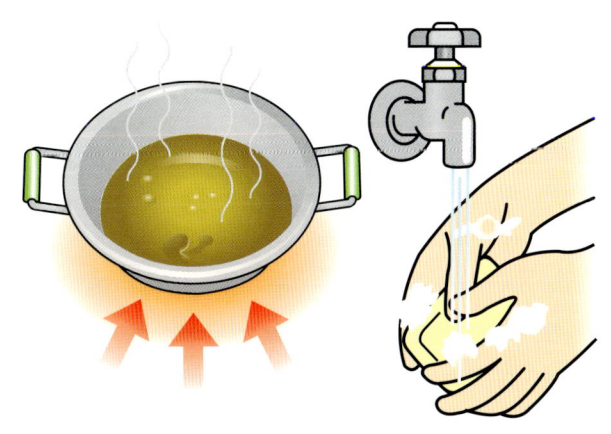

化学性食中毒の特徴と症状・予防
自然毒（動物性）

特　徴

　動物の体内に存在する毒成分によって、食中毒を起こすことがあります。大部分は海産魚介類に存在するものです。

主な原因動物

1．魚毒

1）フグ毒

　フグ毒による食中毒は、動物性自然毒による食中毒の中で最も多く発生します。

　また死亡率の高い食中毒で、食中毒による死者数の半数近くは、フグ毒によるものです。

　フグ毒による食中毒では、喫食後20分～3時間で発症し、唇や舌先のしびれに始まり、嘔吐、知覚麻痺、言語障害、血圧降下、呼吸困難などを起こし、死に至ります。患者の約10％が死亡しています。

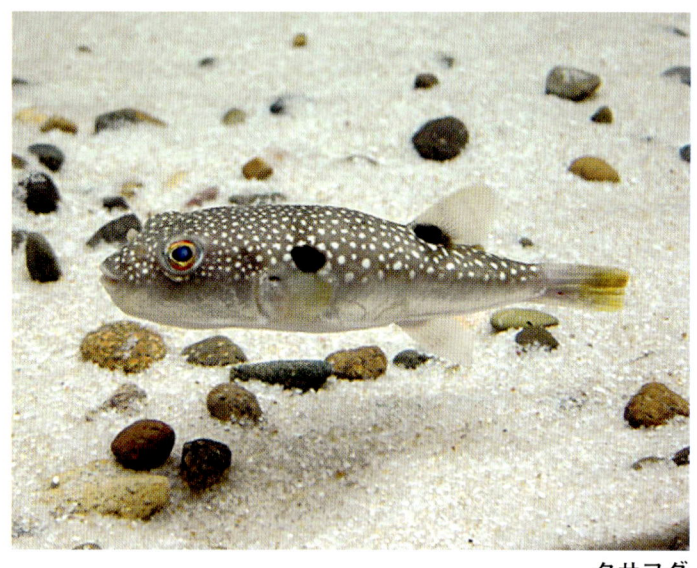

クサフグ

　主要毒成分はテトロドトキシンという毒素で、フグの臓器（卵巣や肝臓）に多く含まれ、皮や腸、筋肉部に含まれる場合もあります。テトロドトキシンは猛毒で、その強さは青酸カリの4倍以上です。

フグ毒の予防法

　厚生労働省は、食用にできるフグの種類、部位、漁獲海域などを規定し、フグに関する規制を行っています。また、フグ調理については、「フグ調理師」の資格が必要な場合も多く、取り扱う施設にも認証書を交付して事故防止を図っています。

　フグ毒による死亡例の多くが、自分で釣ってきたフグを家庭で料理して食べたことによるものです。「フグ調理師」の資格のない人の調理は危険です。

2）シガテラ毒

熱帯〜亜熱帯海域、特にサンゴの生育する海域に生息する毒魚の持つ毒素を総称してシガテラ毒と呼んでいます。

シガテラ毒魚には、ドクカマス（オニカマス）、バラフエダイなどがあります。ドクカマス（体長1mを超える大型魚が多い）による食中毒は、喫食後1〜8時間ぐらいで発症し、唇や顔面の麻痺、言語障害などを起こし、嘔吐や下痢を伴うこともあります。

3）深海魚による中毒

バラムツやアブラソコムツなどは深海魚で、肉質部分に多量の不消化性ワックスが含まれます。これらの魚を食べた場合、激しい下痢と腹痛を起こします。

2．貝毒

貝類による食中毒として代表的なものには、麻痺性貝毒と下痢性貝毒があります。

1）麻痺性貝毒

イガイ、ホタテガイなどで知られており、喫食後30分〜3時間で、唇・口、舌、顔面のしびれ、手足の麻痺を生じ、重症の場合は呼吸麻痺で死亡することもあります。

4〜9月に発生することが多く、症状はフグ毒に似ていますが、毒成分は異なります。

2）下痢性貝毒

ムラサキイガイ、ホタテガイ、コタマガイなどの二枚貝による食中毒が知られています。喫食後15分〜4時間で、下痢、吐き気、嘔吐、腹痛などの胃腸炎症状が現れます。しかし症状は一過性で死亡例はありません。貝が毒化する季節は、地域や年により多少異なりますが、初夏に多く発生します。

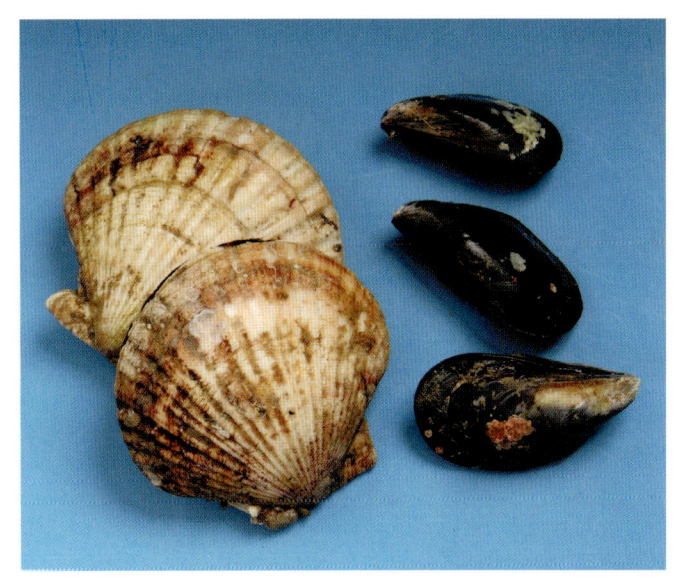

ホタテガイ（左）とムラサキイガイ

貝毒の予防法

貝毒が検出された貝類は、出荷自主規制措置がなされて、市場には出回らないようにされています。

化学性食中毒の特徴と症状・予防
自然毒（植物性）

特　徴

　植物性自然毒による食中毒としては、主に秋に発生する毒キノコによる食中毒と、春に発生することの多い有毒植物による食中毒が代表的なものです。

主な原因植物

1. 毒キノコ

　現在、日本で知られているキノコは約2,000種、このうち毒キノコは30〜60種とされています。中でも、カキシメジ、クサウラベニタケ、ツキヨタケは毒キノコの御三家です。

　クサウラベニタケ、ツキヨタケ、イッポンシメジによる食中毒は多く、そのほとんどが個人の知識不足や誤りによって生じています。キノコによる食中毒は、症状の違いにより以下のように分類されます。

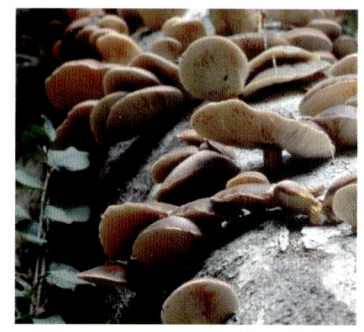

ツキヨタケ

1）嘔吐、下痢、腹痛などの胃腸炎症状を起こすもの

　ツキヨタケ、クサウラベニタケ、イッポンシメジ、カキシメジなどで、食べてから30分〜3時間後に発症します。

2）コレラ様の激しい胃腸炎症状と肝・腎臓機能障害を起こすもの

　コレラタケ（ドクアジロガサタケ）、ドクツルタケ、タマゴテングタケなどで、食べてから5〜15時間後に発症します。

3）向精神作用（異常興奮、狂騒状態、幻覚、昏睡など）を起こすもの

　ワライタケ、ヒカゲセンボンタケ、シビレタケ、イボテングタケ、ベニテングタケなどで、食べてから20分〜2時間後に発症します。

4）副交感神経刺激症状（分泌腺の分泌亢進、縮瞳、諸臓器の痙攣収縮など）を起こすもの

　ドクツルタケやシロタマゴテングタケなどで、食べてから5〜15時間後に発症します。猛毒で、致死率も極めて高い毒キノコです。

2. 青酸関連化合物を含む植物

　青梅やアンズの種子には、アミグダリンが含まれ、胃酸により青酸（シアン）を発生します。青酸は呼吸困難、意識不明などを起こし、死亡する場合もあります。

3. 有毒植物

わが国には、身近な有毒植物が約200種あるといわれています。特にハシリドコロ、チョウセンアサガオ、ヤマゴボウ、トリカブト、バイケイソウによる食中毒が多く、キノコ以外の植物性自然毒の多くはこれらによるものです。また未成熟の小型のジャガイモによる食中毒が発生することもあります。

1）ハシリドコロ

3月～5月にかけて、山菜のフキノトウ、イタドリ、タラの芽、サワアザミなどと芽が似ているために間違えやすく、山菜のてんぷらによる事故が多く発生しています。食中毒症状は、食後数10分で発症し、喉の渇き、皮膚の紅潮、歩行困難、手足のしびれ、瞳孔散大、嚥下困難、視力障害、幻覚、錯乱などが起きます。

2）チョウセンアサガオ

葉をオオバ、種子をゴマ、根をゴボウ、つぼみをオクラと誤って食べ、食中毒が発生しています。症状は嘔吐、腹痛、瞳孔散大、幻覚症状から呼吸停止に至り、死亡する例もあります。

3）ヤマゴボウ、ヨウシュヤマゴボウ

根を誤って漬物にして、食中毒が発生しています。市販されている「ヤマゴボウの漬物」は、モリアザミの根で、ヨウシュヤマゴボウではありません。

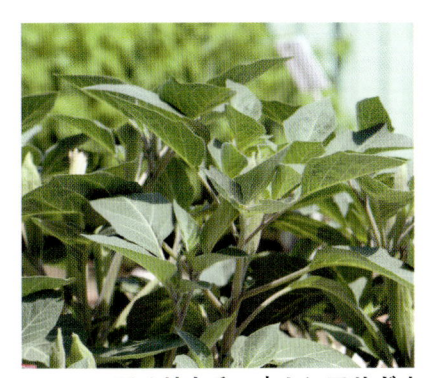

アメリカチョウセンアサガオ

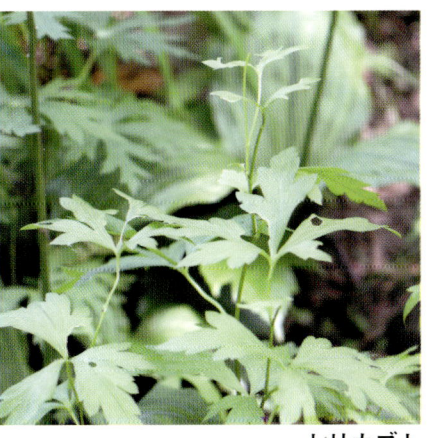

4）トリカブト類

4月～6月の新芽や若葉の頃に、山菜のモミジガサ、ヨモギ、ニリンソウ（ヤマソバ）などと誤り、事故を起こすことがあります。

喫食1時間以内に口の中の灼熱感、手足の麻痺、瞳孔散大、嚥下困難、言語障害、虚脱症状を呈し、呼吸停止を起こして死亡することもあります。

5）バイケイソウ類

4月～6月の若葉の頃、山菜のオオバギボウシやギョウジャニンニクと間違えて食べて食中毒が発生しています。

トリカブト

6）ジャガイモ

有毒成分としてソラニンとチャコニンを含みます。これらの有毒成分は、芽、表皮の下、緑色部分に含まれます。特に未成熟の小型のジャガイモには、ソラニン類が多く含まれています。食後20分ぐらいで嘔吐、下痢、腹痛、疲労感、めまい、喉の痛みなどが出ます。重症になる場合もあります。これらの毒素は、熱に強く、210℃でも60％が残存します。

化学性食中毒の特徴と症状・予防
化学物質

特　徴

　化学物質による食中毒とは、ヒスタミン食中毒の他、金属による食中毒、薬品や農薬などの化学薬品の誤飲などによる食中毒です。化学物質による食中毒の特徴としては、（1）食べてから発症するまでの潜伏時間は、数十分から2～3時間と、細菌性食中毒に比べて短い。（2）症状が一般的に激しく、原因物質特有の症状が出る場合が多い。（3）季節性がみられないことなどです。

主な原因物質

1）ヒスタミン

　ヒスタミン食中毒では、ヒスタミンを多く蓄積した魚を食べた直後から1時間程度の短い時間に、舌のしびれ、顔面の紅潮、発疹、吐き気、腹痛、下痢などのアレルギー性症状を起こします。魚肉中に多く含まれるアミノ酸の一種である遊離ヒスチジンが、細菌の産生するヒスチジン分解酵素によって分解されて、ヒスタミンが多く作られたためです。

　遊離ヒスチジンは、マグロ、イワシ、サバ、サンマなどの青魚（肉質が赤身の魚）に多く含まれているため、原因食品には、イワシの蒲焼き、イワシの焼き物、マグロの照り焼き、マグロのフライ、カジキマグロのムニエル、サンマの揚げ物、シイラの照り焼きなどがあります。

《予防法》　魚は低温保存し、長期保存を避けることなどですが、これらだけでは十分と言えません。食べた時に唇や舌先にピリピリと異常な刺激を感じた場合は、食べない方が安全です。

2）金属（銅、スズ、有機水銀など）

　銅による中毒は、銅製の鍋などの調理器具から、銅が溶出したことが原因となって発生しています。原因食品には、銅鍋を用いて調理した焼きそば、中華スープなどがあります。

《予防法》　銅製の調理器具を使用する時は、使用の前後によく洗い、サビやひどい傷がないことを確かめて使うこと、銅製の調理器具に食品を入れたまま長時間放置しないことです。

　スズによる事例は、缶詰の缶から溶出したスズが原因で発生しています。

3）洗剤

　洗剤を食品に誤って混入した事例は、毎年発生しています。食べた時に苦みや刺激、口の中の灼熱感、吐き気、嘔吐などがあります。

　原因としては、洗剤を食品容器に小分けしたため、ドレッシングなどの食品と間違えた事例、食用油などの容器が洗剤の容器と似ていたために食用油と間違えて調理に使ってしまった事例が報告されています。

第2章
食中毒の予防

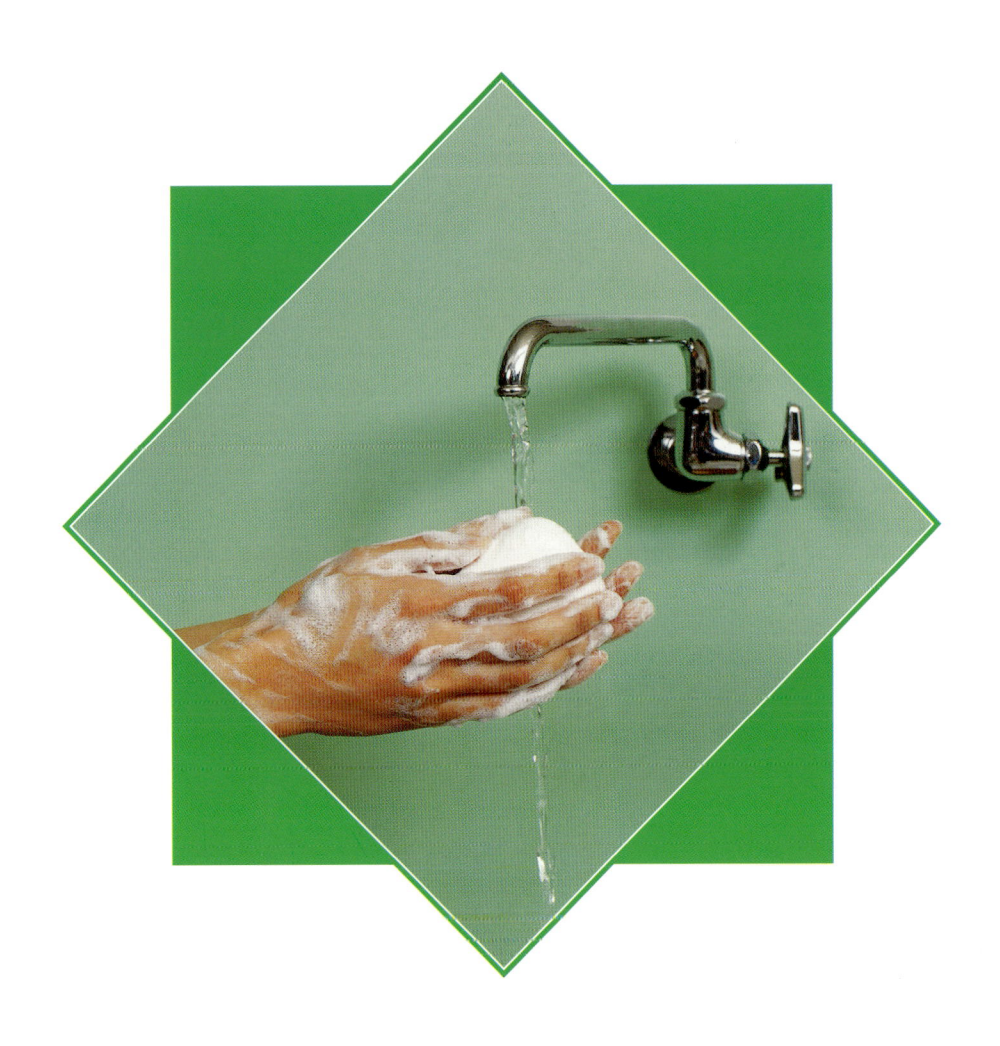

食中毒予防の3原則

食中毒の9割以上は、細菌やウイルスによる食中毒です。これを防ぐ3原則は、菌を「付けない」「増やさない」「やっつける」です。このポイントをしっかり守れば、ノロウイルス食中毒も含め、食中毒の多くは予防できます。

付けない

目に見えない食中毒菌は、魚や肉、野菜などの食材に付いていることがあります。この食材から手や調理器具を介して他の食品を汚染することがありますので、食材に触れる時は、まず石けんでしっかりと手を洗い、野菜や魚など水で洗える材料も丁寧に洗いましょう。

手指に傷や手荒れがある場合は、必ず手袋を使いましょう。おにぎりを作る場合は、素手ではなく、ラップなどを使いましょう。また、食器や器具類も消毒した清潔なものを使いましょう。特にまな板や包丁は、肉、魚、そのまま食べる野菜、加熱後の食品用など、区別して使い分けすることが大切です。

増やさない

食中毒菌を増やさないためには、作った料理を温かいものは温かいうちに、冷たいものは冷たいうちに、早めに食べてしまいましょう。調理してから長い時間置くと、食中毒菌を増殖しやすくしてしまいます。保存する時は冷蔵庫や冷凍庫を使いましょう。

しかし冷蔵庫の中に温かい物を入れたり、物を詰めすぎると冷蔵庫が適切な温度ではなくなってしまいます。また、解凍する時は、電子レンジなどを使うか、冷蔵庫内で行いましょう。長時間の放置は禁物です。黄色ブドウ球菌が作る毒素などは熱に強いため、加熱しても壊すことはできません。菌を増やさないことが重要です。

やっつける

食品を調理する時は、中心部までしっかり加熱することが重要です。食品の中心温度が75℃以上、1分間以上の熱が加わることが必要で、肉色がピンクから褐色に変化することなどが目安になります。ノロウイルス対策には、食品の中心温度が85℃以上になることが必要です。

調理済みの食品を再加熱する時は、温めるだけではなく、十分な加熱が必要です。また、魚介類や肉類に使用した調理器具も、熱湯や塩素系漂白剤などで殺菌、消毒して十分に乾燥させましょう。

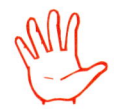

食中毒予防の基本は正しい手洗い

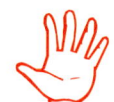

　食中毒はもちろん、かぜやインフルエンザなども、手についた細菌やウイルスが、口や鼻から体内に入ることで感染します。
　こうした病気を防ぐには、手洗いの習慣を身につけることが簡単で効果的な方法です。食中毒の二次汚染も予防できる、上手な手洗いのポイントをしっかり覚えて菌から大切な身体を守りましょう。

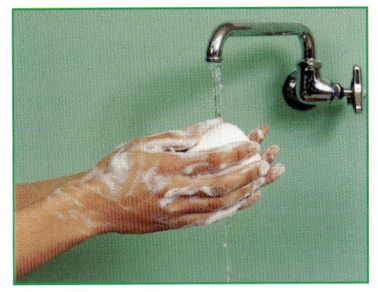

1. ぬらして泡を立てる
手を水でぬらし、両手で石けんを泡立てます。

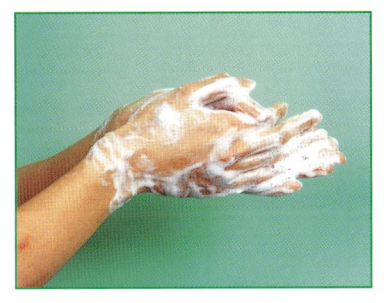

2. 手のひら
手のひら全体を、こすりあわせて泡をのばします。

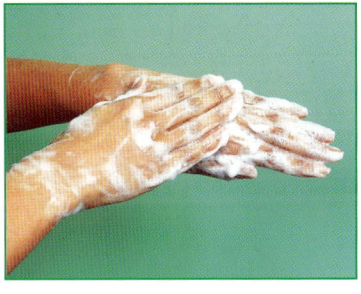

3. 手のこう
手のこうは反対の手のひらで、こするようにして洗います。

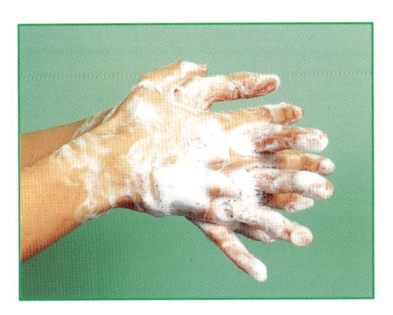

4. 指の間
指と指を組むようにして洗い、左右も組み替えます。

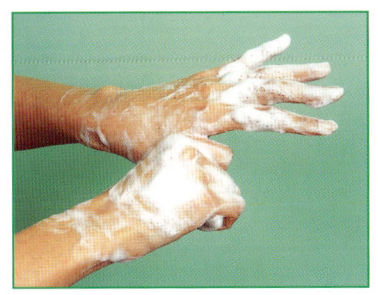

5. 親指
手のひらで軽く回転させて洗います。

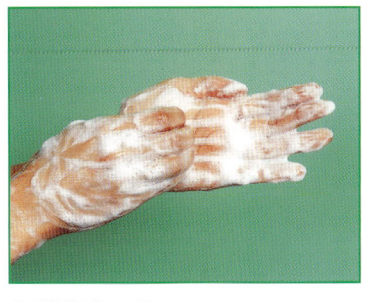

6. 指先とつめ
手のひらを引っかくように左右に動かし、指先やつめの間も洗います。

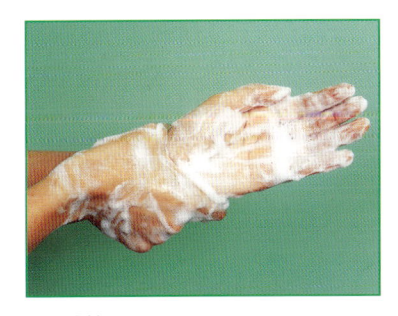

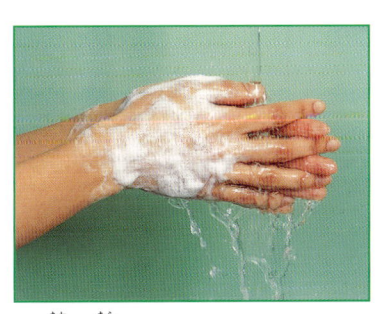

7. 手首
反対の手のひらで軽く握り、回転させて洗います。

8. 泡を洗い流す
汚れを全部流すように、流水で泡を十分に洗い流します。

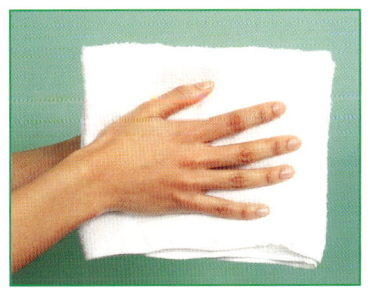

9. 水をふく
最後に清潔なタオルやハンカチで水をふき取ります。

41

実験 手の洗い残しを調べよう

蛍光剤とブラックライトを使って、手の洗い残しが光って見える安全で簡単な実験です。いつもの水の手洗いだけでは、汚れが落ちていないことがはっきりわかります。

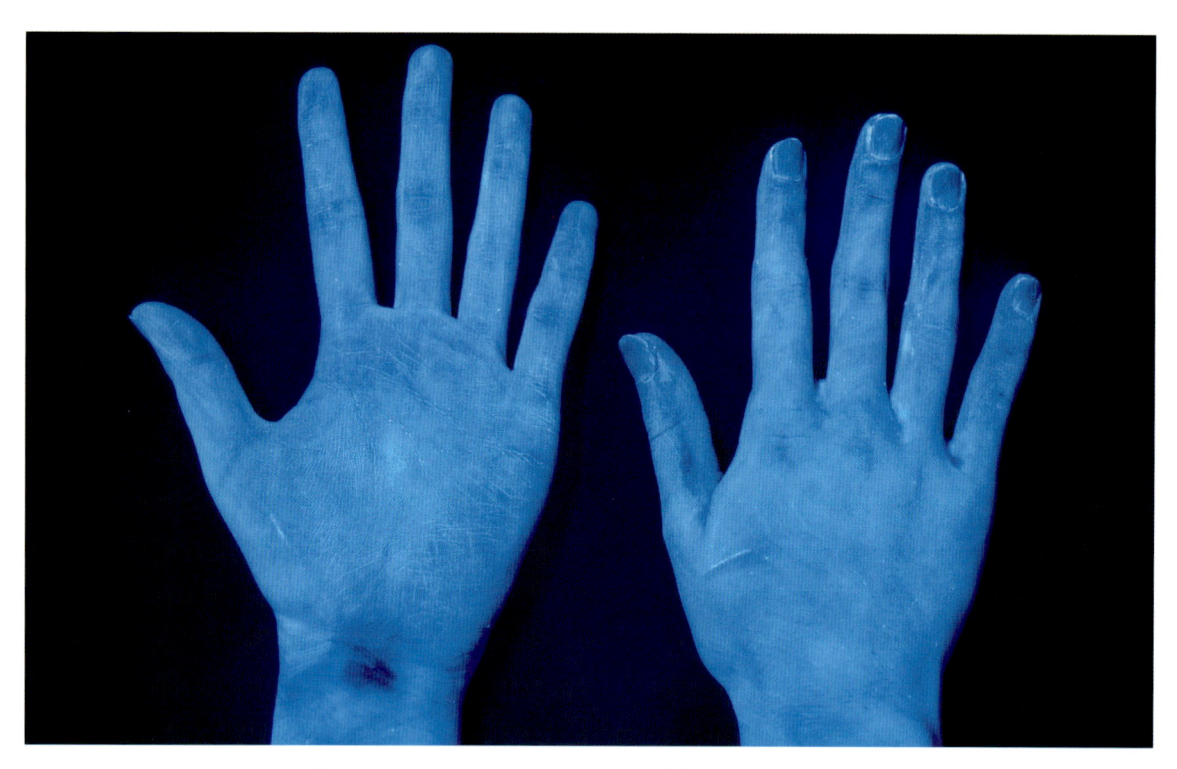

光って見えるところが洗い残しの部分。水で5秒間洗った手は、洗い残しがほとんどです。

用意するもの

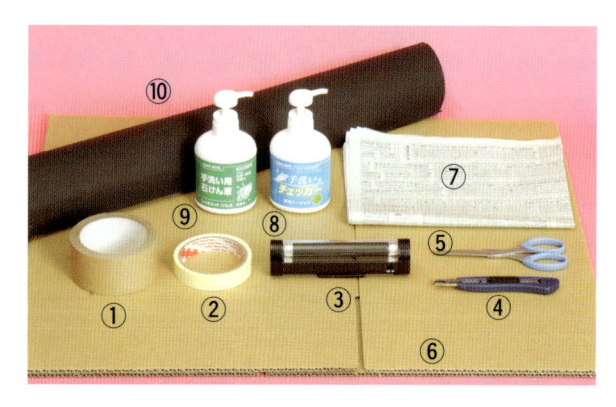

①ガムテープ、②両面テープ、③ブラックライト、④カッター、⑤はさみ、⑥段ボール、⑦新聞紙、⑧蛍光剤（ローションタイプ）、⑨石けん、⑩黒画用紙

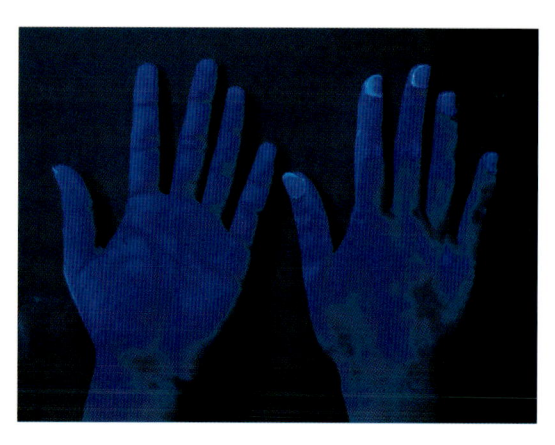

1分間、石けんで手を洗った場合、ほとんど汚れは落ちていますが、つめの周りにはまだ汚れが残っています。

実験の手順

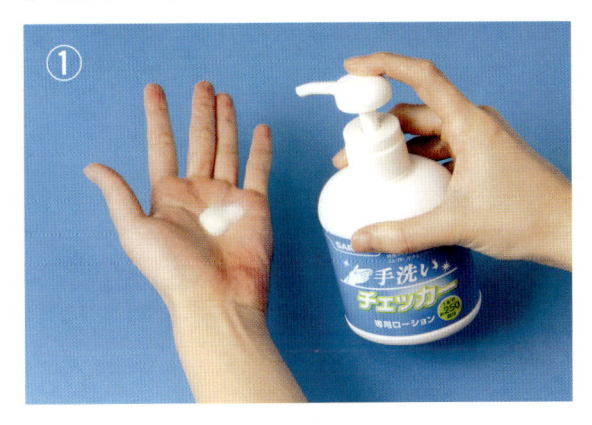

① 蛍光剤を一押し（約1mℓ）して手に取ります（①）。

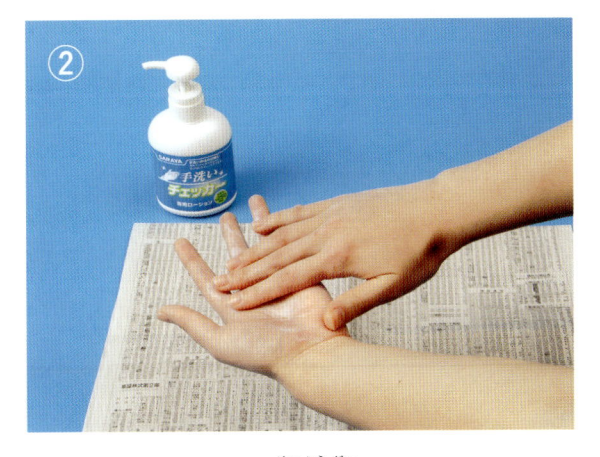

② 両手全体と手首に蛍光剤をまんべんなく、すりこむように広げます（②）。

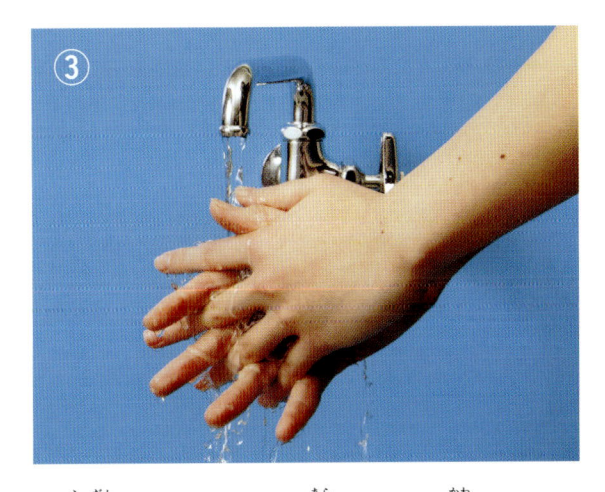

③ 普段通りに水で手を洗い、よく乾かします（③）。

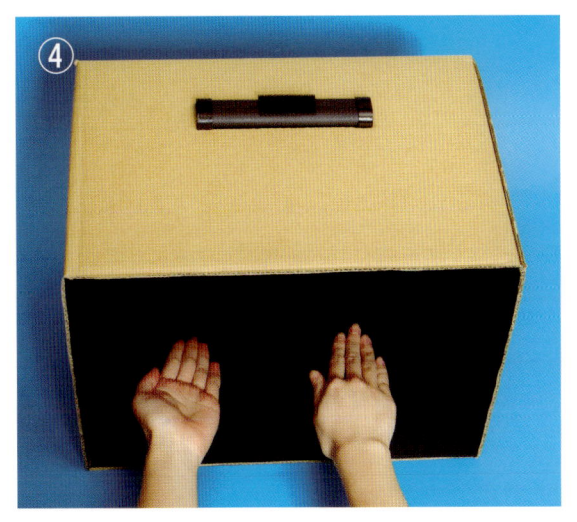

④ 内側に黒画用紙をはりつけ、また上部にブラックライトをはめこんだ段ボール箱の中に手を入れます。手に蛍光剤がどのようについているか観察します（④）。

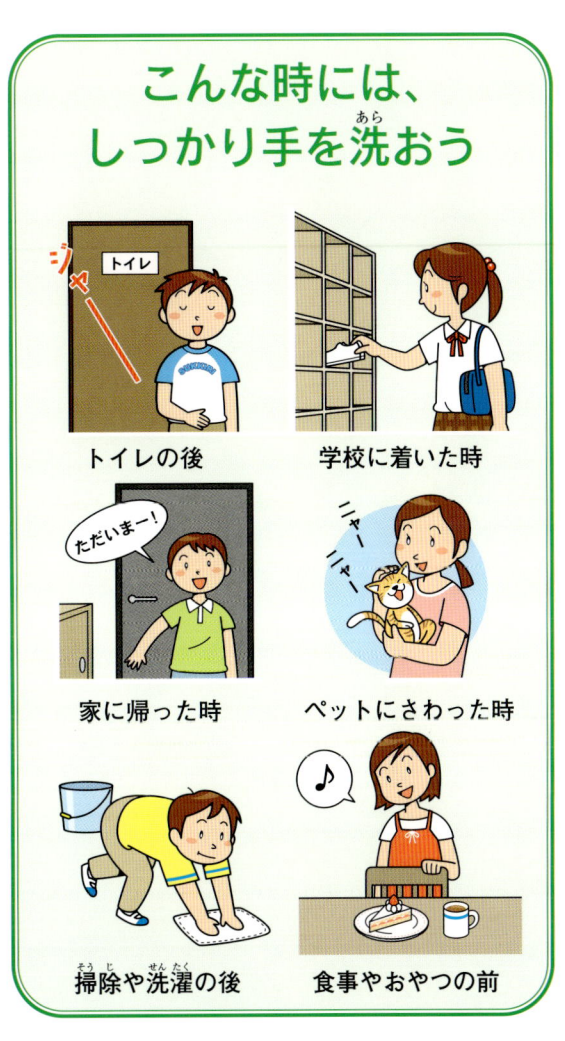

こんな時には、しっかり手を洗おう

- トイレの後
- 学校に着いた時
- 家に帰った時
- ペットにさわった時
- 掃除や洗濯の後
- 食事やおやつの前

実験 調理器具の衛生状態（えいせいじょうたい）を調べよう

清潔（せいけつ）に見える調理器具でも、洗（あら）い残しで食べ物のカスや細菌（さいきん）がついていることがあります。寒天培地（かんてんばいち）でまな板やふきん、包丁の衛生状態（えいせいじょうたい）を調べてみましょう。

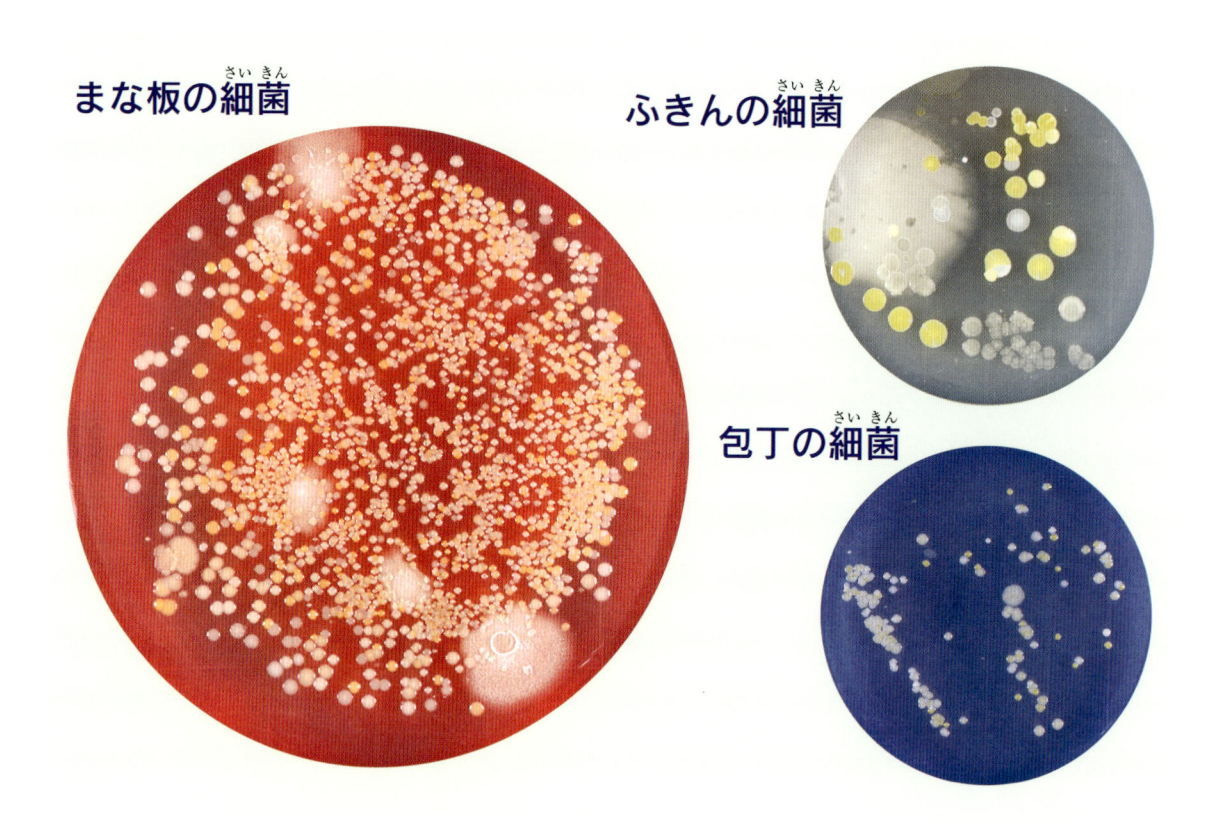

まな板の細菌（さいきん）

ふきんの細菌（さいきん）

包丁の細菌（さいきん）

用意するもの

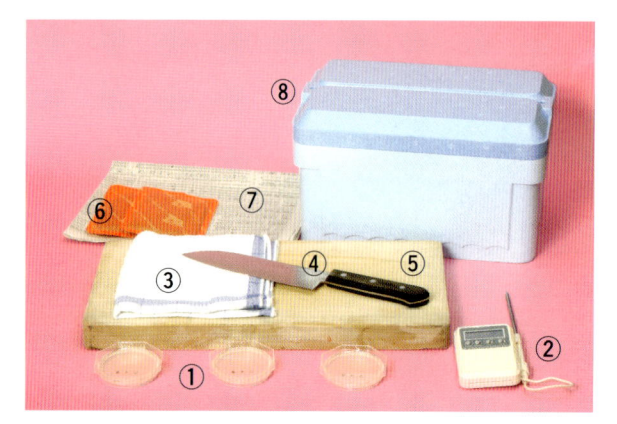

実験の手順

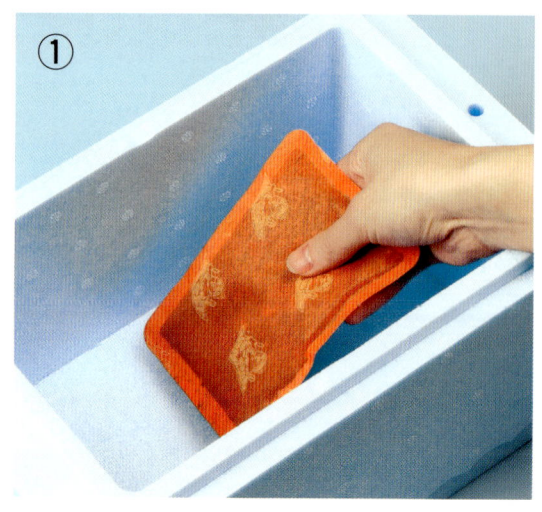

①標準寒天培地（ひょうじゅんかんてんばいち）、②温度計、③ふきん、④包丁、⑤まな板、⑥使いすてカイロ、⑦新聞紙、⑧発泡（はっぽう）スチロールの箱

②

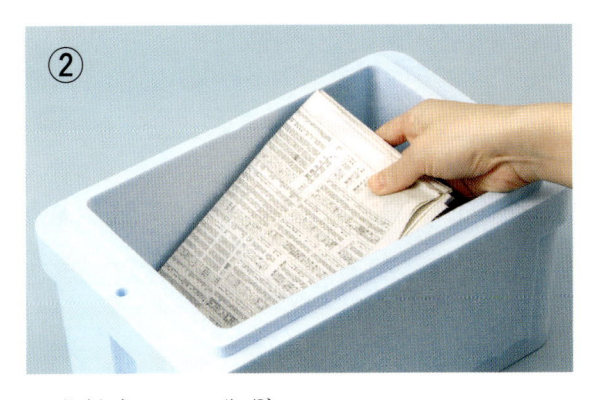

保温器とする発泡スチロールの箱の中に、使いすてカイロを入れ（①）、次に新聞紙を敷きます（②）。

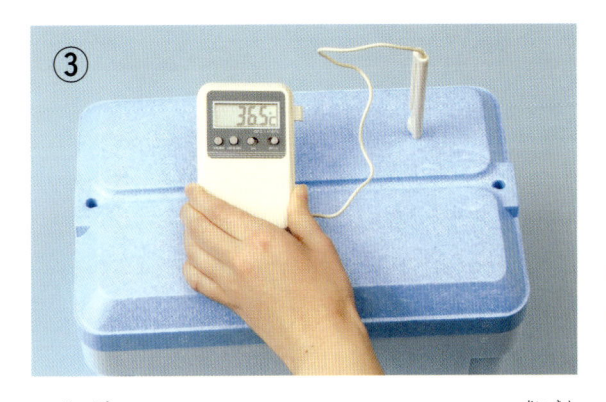

③

発泡スチロールの箱の中の温度が、細菌が増える35～37℃になるように調整しておきます（③）。
箱の中の温度が適温にならない時は、使いすてカイロの個数を変えて温度を調整しましょう。

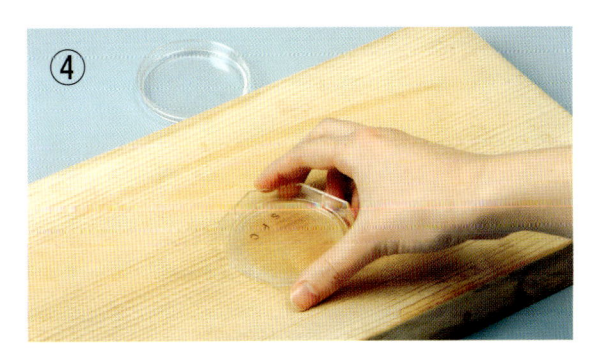

④

寒天培地のふたをとり、まな板に押し当て、すぐにふたをします（④）。培地をかえて、まな板の真ん中や角なども調べます。

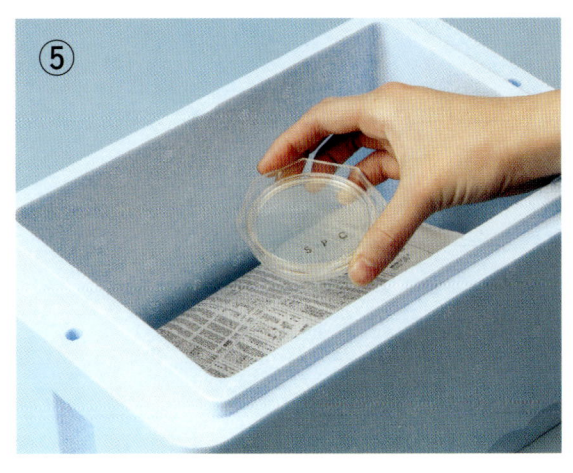

⑤

ふたをした寒天培地を発泡スチロールの箱の中に逆さまに入れます（⑤）。
24～48時間、この状態で培養します。この時、培養する時間内で、箱の中の温度が下がるようでしたら、使いすてカイロをとりかえます。

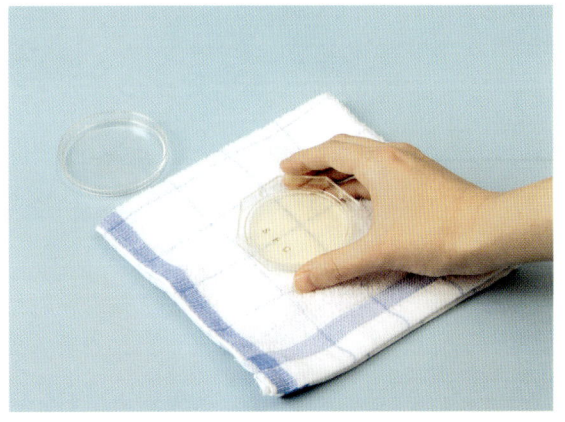

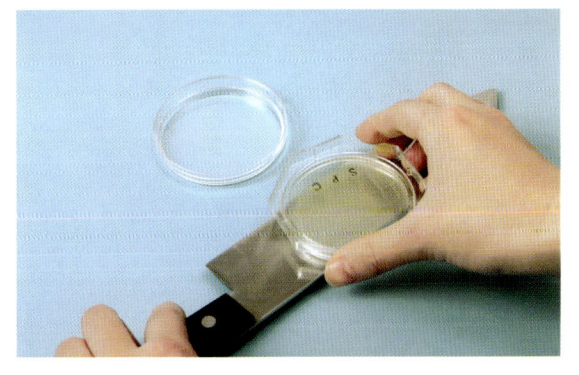

ふきんや包丁にも寒天培地をつけて、汚れを調べてみましょう。また、他の調理器具にもチャレンジしてみましょう。

45

家庭での食中毒予防 6つのポイント

1 食品の購入 ▶▶▶▶▶▶▶▶▶▶▶▶▶

魚介類や肉類、野菜などの生鮮食品は、鮮度を確かめて新鮮なものを選びます。

魚介類や肉類は、汁や水分がもれないようにビニール袋などに分けて包み、自宅に持ち帰ります。

表示のある食品は、消費期限や賞味期限などをしっかり確認します。

冷蔵や冷凍の必要な生鮮食品は、買い物の最後に購入し、出来るだけ早く持ち帰ります。

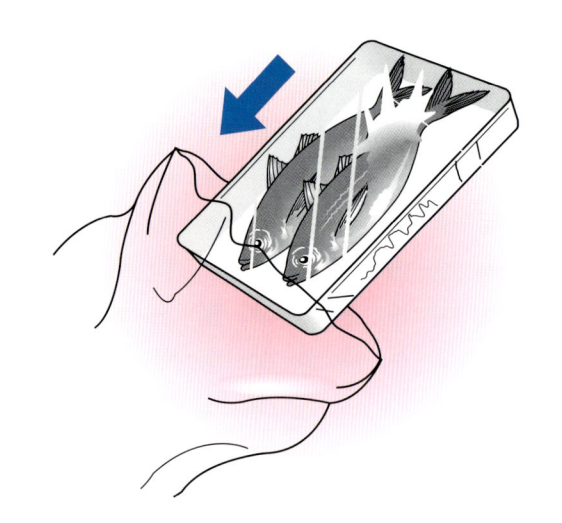

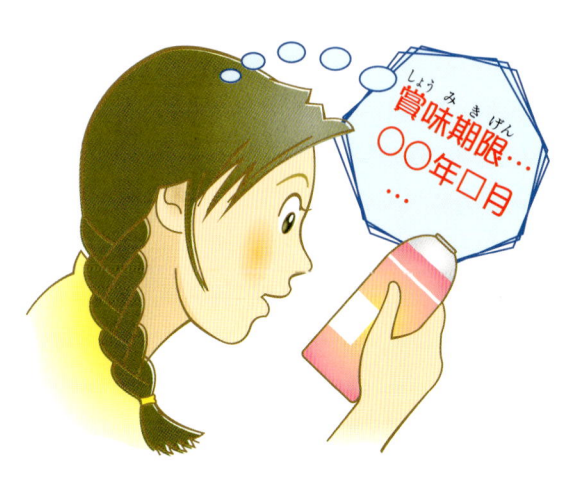

知っトク！食中毒

消費期限と賞味期限

消費期限

生鮮食品や腐りやすい生の加工食品について使われている期限です。

たとえば、弁当、おにぎり、サンドイッチ、パンなどのパッケージに表示されています。

消費期限を過ぎたら、食べずに思い切って捨てましょう。

賞味期限

日持ちする食品の期限表示です。未開封の状態で、正しく保存した場合に、味と品質が十分に保てると製造業者が認める期間を表しています。

食品は賞味期限内に使用し、開封後は早めに食べ切りましょう。

▶▶ 2 家庭での保存 ▶▶▶▶▶▶▶▶▶▶▶▶▶

　冷蔵や冷凍の必要な生鮮食品などは、持ち帰ったらすぐに冷蔵庫・冷凍庫に入れます。食中毒菌の多くは、10℃で増殖が遅くなり、－15℃以下では増殖が止まります（食中毒菌が死ぬわけではありません）。いつも冷蔵庫内を10℃以下に、冷凍庫内は－15℃以下に保つよう温度計で確認します。冷蔵庫内はすき間を作り、食品の詰め込み過ぎがないように注意しましょう。7割程度が目安です。また、ドアの開閉回数が多い場合や開いている時間が長いと、冷蔵庫内の温度が上昇してしまうので注意しましょう。

　魚介類や肉類は、それぞれビニール袋や容器に密閉して、汁や液が他の食品に付かないようにします。

　魚介類や肉類、鶏卵を扱う時は、扱う前と扱った後に手や指を石けんで洗って流水で十分に洗い流します。

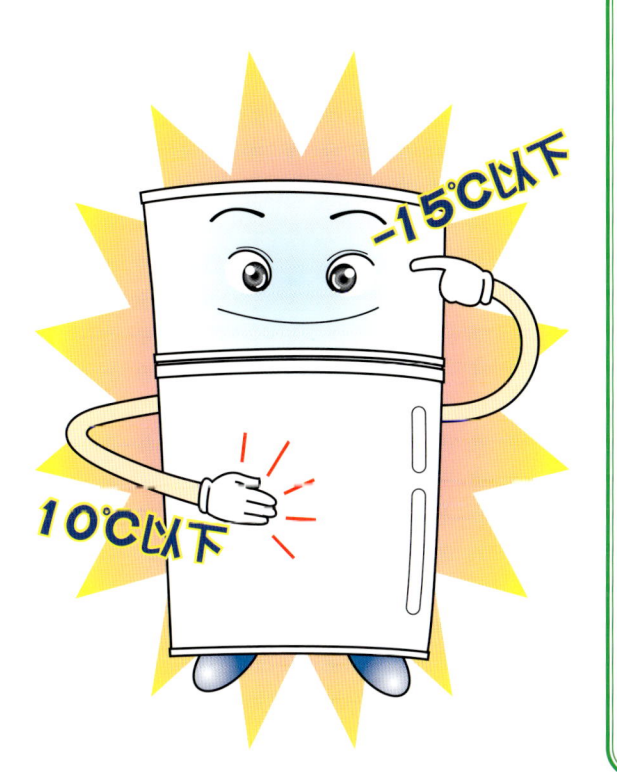

知っトク！食中毒

家庭で発生する食中毒

　食中毒の発生した施設を調べてみると、1番多いのが飲食店、2番目が家庭です。食中毒は、レストランや旅館などの飲食店ばかりではなく、毎日食べている家庭の食事でも多く発生しています。

　家庭での発生では、症状が軽かったり、発症する人が1人や2人のことが多いことから、食中毒とは気づかれず、風邪や寝冷えなどと思われがちです。しかし、重症になったり、死亡する例もあります。

　家庭で起きる食中毒の原因として多いのは、植物性自然毒（山菜などと誤って食べる有毒植物や毒きのこ）や動物性自然毒（フグの素人調理）、そして細菌性食中毒では、サルモネラによるものが多く報告されています。

▶ 3 下準備 ▶▶▶▶▶▶▶▶▶▶▶▶▶▶▶▶▶

下準備する前の衛生チェック。
①ゴミは捨ててあるか。②ふきん・タオルは清潔なものと交換してあるか。③手洗い用石けんは用意してあるか。④調理台は整理されて広く使えるようになっているか。

手を石けんでよく洗います。魚介類や肉類、鶏卵を扱った後は、そのたびに手を洗います。また、動物に触ったり、トイレに行ったり、おむつ交換や鼻をかんだ後も手を洗います。

魚介類や肉類を切った包丁やまな板で、生で食べる野菜・果物、また加熱調理が済んだ食品を切ることはやめます。このような時には、よく洗い、熱湯をかけてから使います。できれば包丁・まな板は、魚介類用、肉類用、果物用と使い分けると安全です。

冷凍食品の解凍は、冷蔵庫の中や電子レンジで行いましょう。室温で解凍すると付いている食中毒菌が増殖することがあります。水を使って解凍する場合には気密性のよい容器に入れ、流水を使います。

ラップ・パックしてある野菜類も、流水でよく洗います。

解凍は食べる分だけにし、解凍が済んだらすぐに調理して食べます。加工・調理済み食品は、解凍後、さらに加熱調理して中心部まで温度を85℃以上にすると、さらに安全です。解凍・冷凍を繰り返すと、食中毒菌が増殖することがあります。

包丁、まな板、食器、ふきん、たわし、スポンジなどは、使った後すぐに洗剤と流水でよく洗います。洗った後、漂白剤に一晩つけたり、熱湯で煮沸するとより安全です。

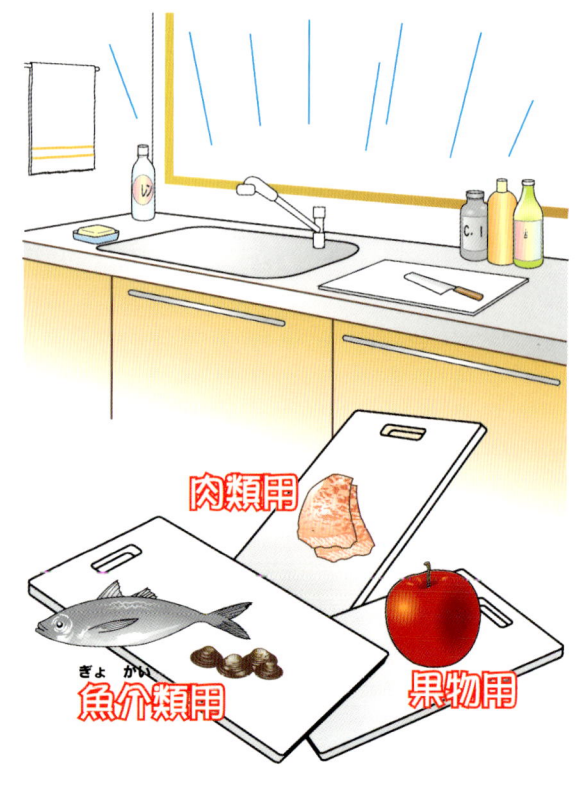

▶▶ 4 調理 ▶▶▶▶▶▶▶▶▶▶▶▶▶▶▶▶▶

下ごしらえ・下準備で汚れた調理台や流しを清潔にして、タオルやふきんは乾いた清潔なものに取り替え、手を石けんで洗います。

加熱調理する食品は、中心部までしっかりと加熱します。食品に食中毒菌が付いていたとしても、85℃で1分間以上の加熱で、食中毒菌やウイルスを死滅させることができます。

料理を途中でやめたり、調理が終わった食品をそのまま室温に放置しておくと、細菌が食品に付いたり増殖したりします。再び調理する時はかならず十分に加熱します。

電子レンジで加熱調理する時は、食品全体に熱が加わるように調理時間を正確に選び、時々かき混ぜることも必要です。

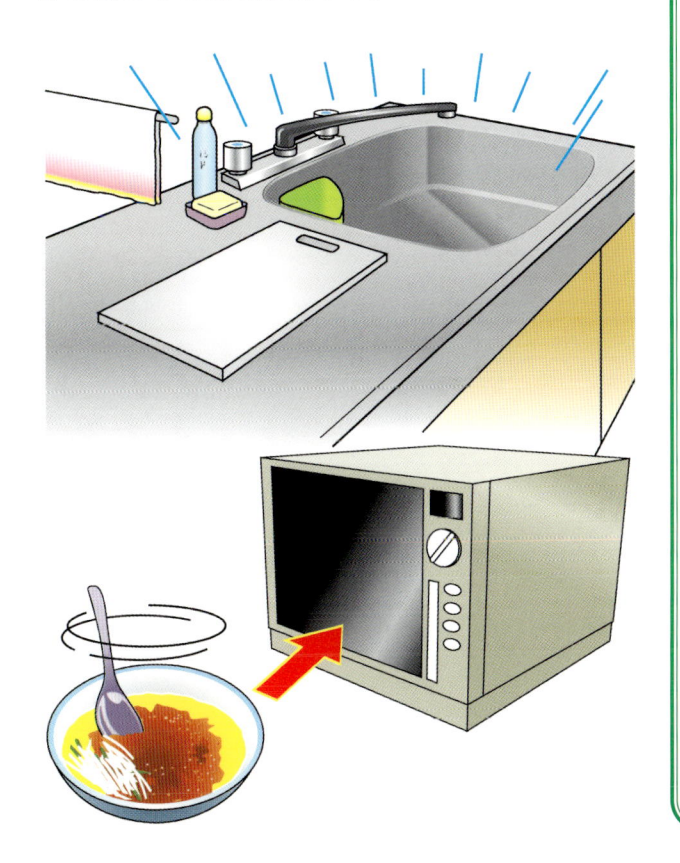

知っトク！食中毒

ウエルシュ菌食中毒事件

カレーライスを食べた63人中43人がウエルシュ菌食中毒にかかりました。このカレーは、当日複数の家庭で調理されましたが、一部に前日調理した物が含まれていました。それらを同窓会の会場に持ち寄り、大きな釜に移し再加熱した後、提供されました。

食中毒の発生要因としては、調理後長時間室温放置したことにより細菌が増殖したこと、さらに再加熱時の加熱不足により、増殖した菌が死滅しなかったことが原因と推定されました。長時間の室温放置や、中心部まで熱がかかりにくい大きな釜での再加熱は、危険です。

▶5 食事 ▶▶▶▶▶▶▶▶▶▶▶▶▶▶▶▶▶▶▶

食事の前には、必ず手を洗いましょう。

盛り付けや配膳は、清潔な手で、清潔な器具・食器を使います。

温かくして食べる料理は常に温かく、冷やして食べる料理は常に冷たくしておきましょう。目安は、温かい料理は65℃以上、冷やして食べる料理は10℃以下に保つことです。

調理前の食品や調理後の料理は、室温に長い時間放置してはいけません。例えばO157は室温でも15分から20分で約2倍の数に増殖します。

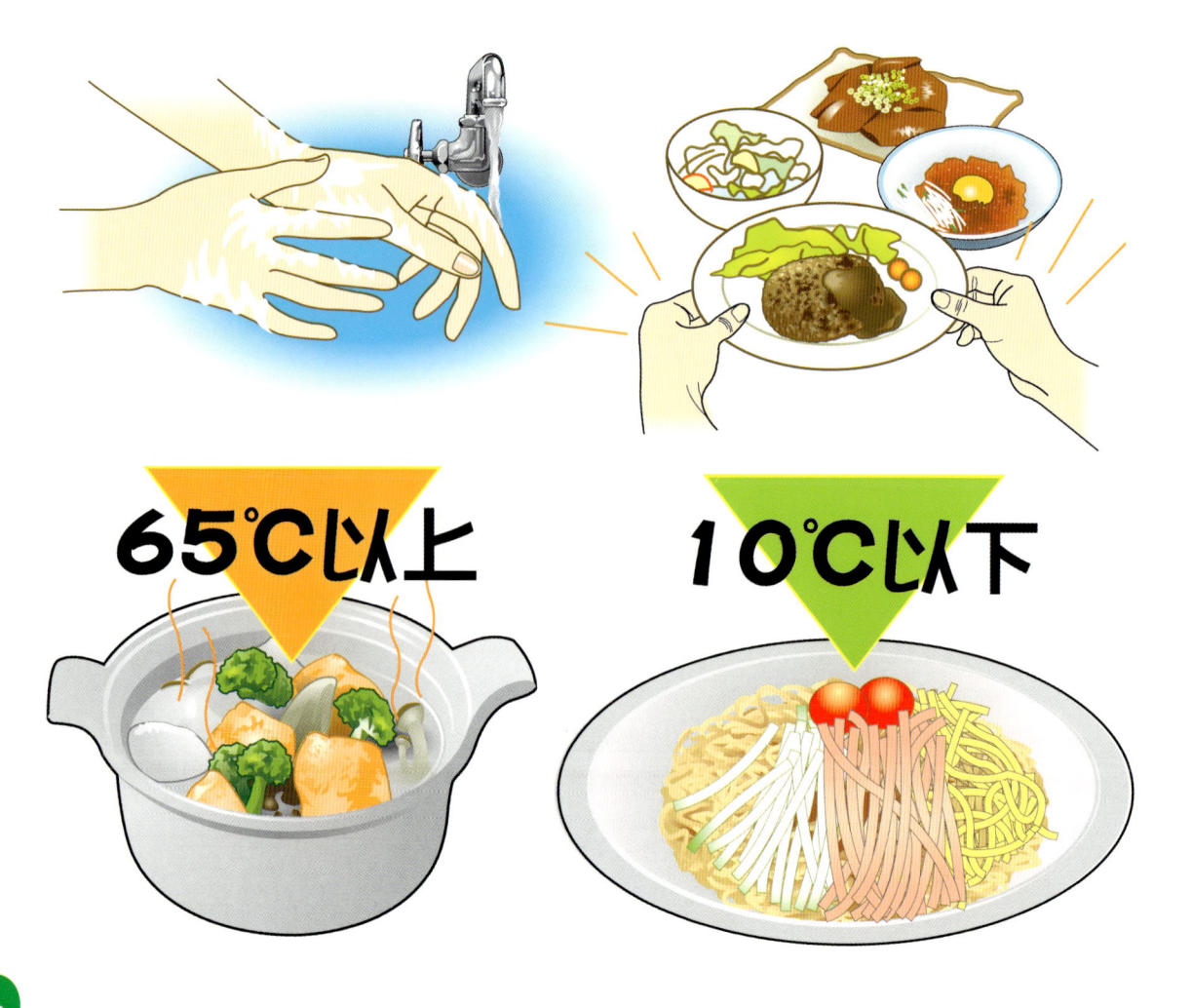

65℃以上

10℃以下

▶6 残った食品 ▶▶▶▶▶▶▶▶▶▶

● 残った食品を扱う時にも手を洗い、清潔な食器・容器に保存します。

● 残った食品を温め直す時は、食品の外側だけではなく中心部分も 85℃以上になるよう、十分に加熱します。みそ汁やスープ類は味が落ちても、一度沸騰させます。

● 冷蔵庫や冷凍庫に保存する時、早く 10℃以下、または－15℃以下になるよう、浅い容器に小さく分けて保存します。

● 調理してから時間がたち過ぎた食品は、ちょっとでもおかしいと思ったら食べずに思い切って捨てます。

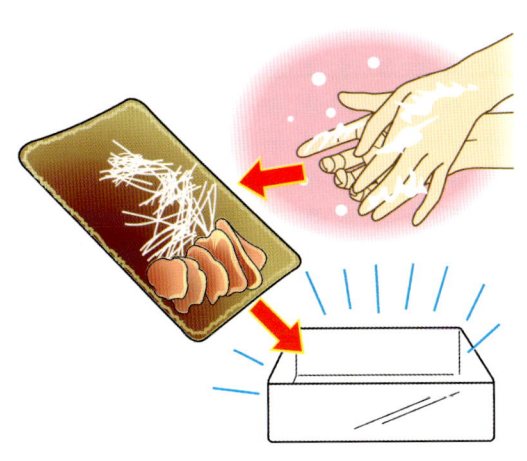

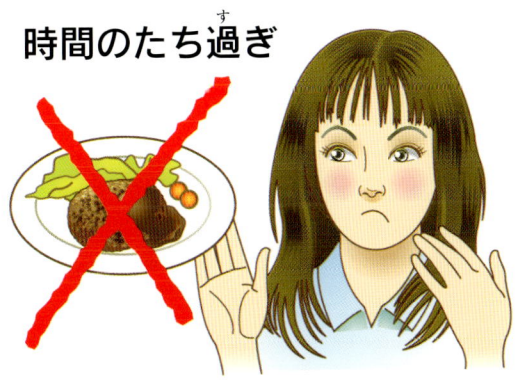

時間のたち過ぎ

知っトク！食中毒

加熱して食中毒菌をやっつけろ！

食品中で食中毒菌が増えても、あるいは食品中に黄色ブドウ球菌の毒素がたくさん産生されても、食品自体の色、味、臭いは変わりません。また、食品を冷凍しても細菌は死にません。電子レンジで細菌が死滅するのは、発生した熱によるものです。ですから、中心部まで十分熱くならなければ、細菌は死滅しないことを覚えておきましょう。

腸管出血性大腸菌O157やカンピロバクターは、ごく少ない菌量（100～1,000個程度）で、食中毒を起こすことがあります。レバーや生肉には、これらの食中毒菌が付いていることがありますので、十分に加熱して食べましょう。焼き肉をする時は、生肉を取る箸と食べる箸は替えましょう。特に野外で行うバーベキューは、熱が通りにくいので注意が必要です。

食材別、食中毒予防のポイント

1 魚介類

調理前に流水で魚介類を十分に洗って、菌を洗い流します。

魚を取り扱った後は、手と使用した調理器具類はよく洗浄と消毒をして二次汚染を防ぎましょう。また、まな板は他の食品と使い分けます。

夏季の生食は十分注意して、わずかな時間でも冷蔵庫で4℃以下に保存します。

貝類を生食する場合は、内臓を除去します。そして、流水で十分に洗います。

加熱調理する時には、中心部まで十分に加熱します。

カキなどの二枚貝はウイルスに汚染されている可能性があるので、仕入れのしっかりした信頼できる店で購入します。また、フグ料理は、資格を持った専門の調理師以外は調理してはいけません。

2 肉類

肉類を扱った後は、必ず手、調理器具の洗浄と消毒をします。特にまな板などは十分に洗浄・殺菌をして、二次汚染を防止します。

生食用以外の食肉類は、生で食べるのを避けます。

汚染されていることを前提に考えて衛生的に取り扱います。

加熱できるものは十分にします。特にひき肉を使う場合は、中心部まで十分に加熱します。

保存する時は空気に触れないようにきちんと包み、汁が他の食品に付かないように密閉容器に入れて冷蔵庫で保存します。長期保存する時は冷凍します。目安は1か月ぐらいです。

3 卵

卵は新鮮なうちに使用し、期限の過ぎたものや冷蔵保存されなかったものは生食を避けます。割卵後はただちに調理をして、割り置き卵はしてはいけません。

割れた卵やひびの入った卵は、食べるのを避けましょう。

生卵、半生卵やこれらを含む食品は、室温に長時間放置せず、必ず冷蔵保存します。

十分に加熱しない料理は、調理が始まってから2時間以内に食べ、加熱調理した料理もなるべく早く食べます。ゆで卵は沸騰後も7分間加熱します。特に老人、2歳以下の乳幼児、妊娠中の女性、免疫機能が低下している人などは、卵（うずらの卵を含む）の生食を避け、十分加熱した卵料理を食べるようにします。

4 野菜・果物・穀類

一度に大量の米飯やめん類を作り置きせず、必要量だけ調理します。保存する時は高温で保温するか、調理後速やかに小分けして10℃以下で保冷します。但し長期保存は禁物です。

手や指に傷などがある人は食品を直接触ったり、調理をしてはいけません。調理する場合は、清潔なビニルの手袋を使用して食品や器具類を汚染しないようにします。

おにぎりは、ラップに包んで握り、直接手で食品に触れないようにします。また、お弁当は調理後、涼しいところで保管して早めに食べます。

食中毒菌を増殖させないよう、調理から食べるまでの時間を短くします。

野菜や果物はよく洗ってから食べます。特に野菜は土と一緒に土中の食中毒菌が付いている可能性がありますので念入りに洗浄します。また、汚染が広がる原因ともなりますので洗浄した水が飛び散らないように注意することも必要です。

5 その他の食材

冷凍食品
- 表示に調理方法がありますので、きちんと守りましょう。
- 霜の付いているものは、一度溶けてしまったしるしです。購入したらすぐに家に帰って溶けないうちにすぐに冷凍庫へ入れましょう。
- 冷蔵庫内などで正しく解凍したものは再冷凍しないでください。また、電子レンジで解凍や加熱調理できるものがありますが、加熱ムラなどがあるので注意が必要です。

乳製品
- 牛乳をはじめバター、ヨーグルトなどがあり、加熱しないで食べる食品が多いので保存の温度管理をきちんと行うことが大切です。

食肉製品・魚肉練り製品
- 表示されている期限は未開封のものです。開封したら必ず冷蔵保存して、早めに食べきりましょう。

びん詰め・缶詰・レトルト食品
- 表示を確認して保存温度を守りましょう。ブリキ製缶の場合、開封した後空気に触れてスズが溶け出してくるおそれがありますので、残り物は別の容器に移して保管します。
- 期限の表示は未開封のものです。開封したら早めに食べましょう。

飲料水
①1日以上水道を使用しなかった時は、蛇口付近にたまった水を流し捨てましょう。②浄水器はカートリッジを適宜交換し、採取した水は、そのまま汲み置くのは避けます。③井戸水は定期的な検査を受けましょう。④井戸水は1分間以上沸騰させます。氷を作る時も湯冷ましを使いましょう。⑤湧き水を飲むのはやめましょう。

カレー・シチュー類
- 大鍋で大量に調理する時は、食中毒菌が増殖しやすい45℃前後の温度を長時間保たないようにします。また、前日の調理は避けましょう。

第3章 食中毒の関連データ

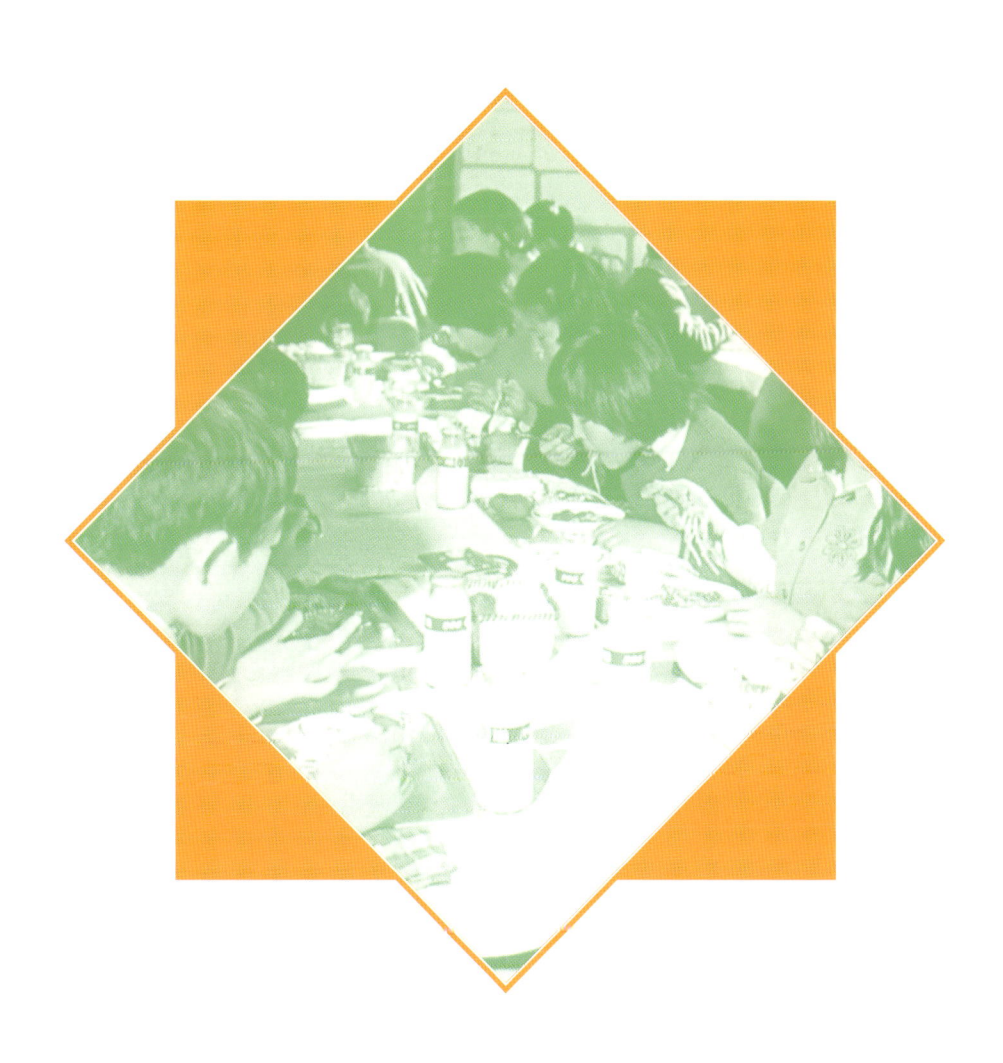

わが国における食中毒の発生状況

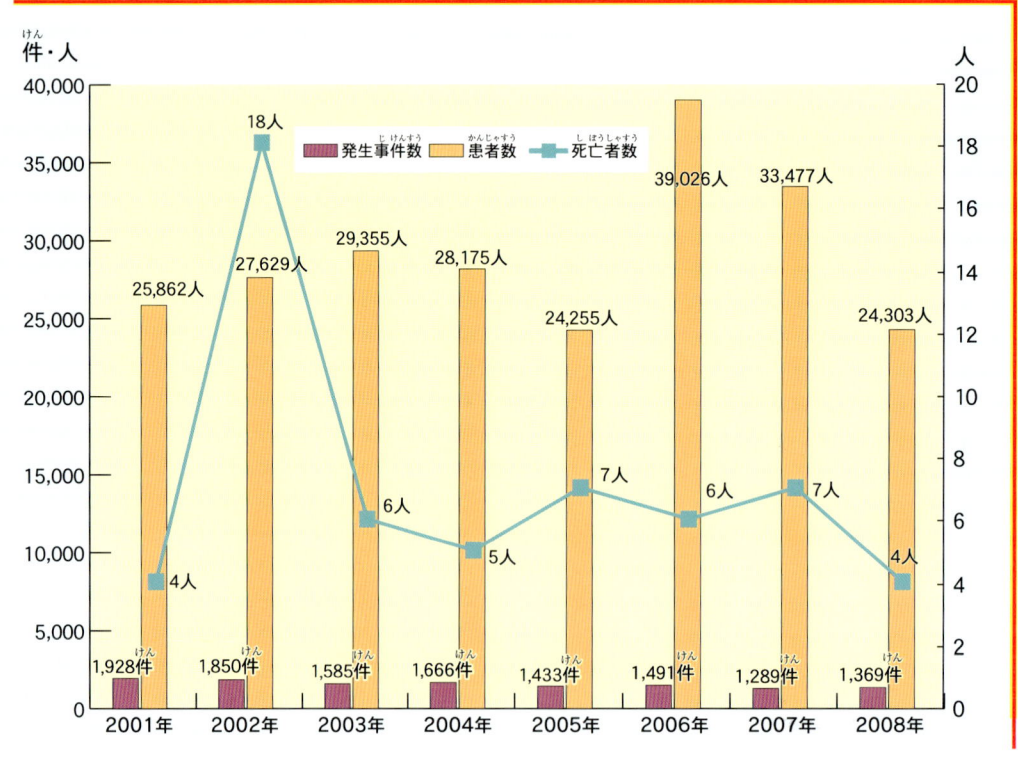

発生事件数と患者数、死亡者数の推移（2001年～2008年）

年	発生事件数	患者数	死亡者数
2001年	1,928件	25,862人	4人
2002年	1,850件	27,629人	18人
2003年	1,585件	29,355人	6人
2004年	1,666件	28,175人	5人
2005年	1,433件	24,255人	7人
2006年	1,491件	39,026人	6人
2007年	1,289件	33,477人	7人
2008年	1,369件	24,303人	4人

厚生労働省「食中毒・食品監視関連情報」より作成

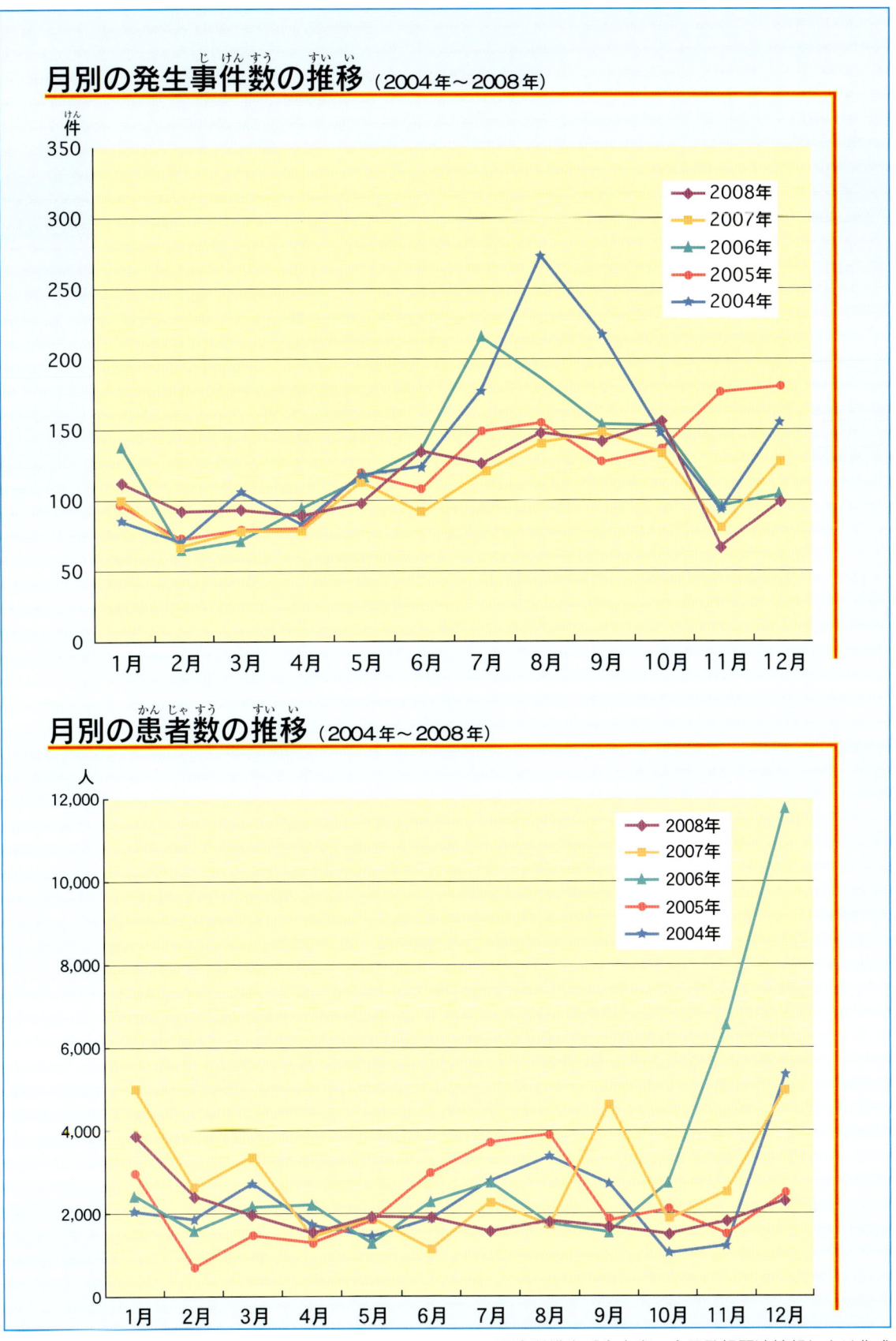

月別の発生事件数の推移 (2004年～2008年)

（件）

凡例：2008年、2007年、2006年、2005年、2004年

月別の患者数の推移 (2004年～2008年)

（人）

凡例：2008年、2007年、2006年、2005年、2004年

厚生労働省「食中毒・食品監視関連情報」より作成

病因物質別の発生事件数の推移 （2004年～2008年）

縦軸：件数（件）、最大700件
凡例：2008年、2007年、2006年、2005年、2004年

横軸項目：サルモネラ、ブドウ球菌、ボツリヌス菌、腸炎ビブリオ、腸管出血性大腸菌、その他の病原大腸菌、ウエルシュ菌、セレウス菌、エルシニア、カンピロバクター、ナグビブリオ、コレラ菌、赤痢菌、その他の細菌、ノロウイルス、その他のウイルス、化学物質、植物性自然毒、動物性自然毒、その他、不明

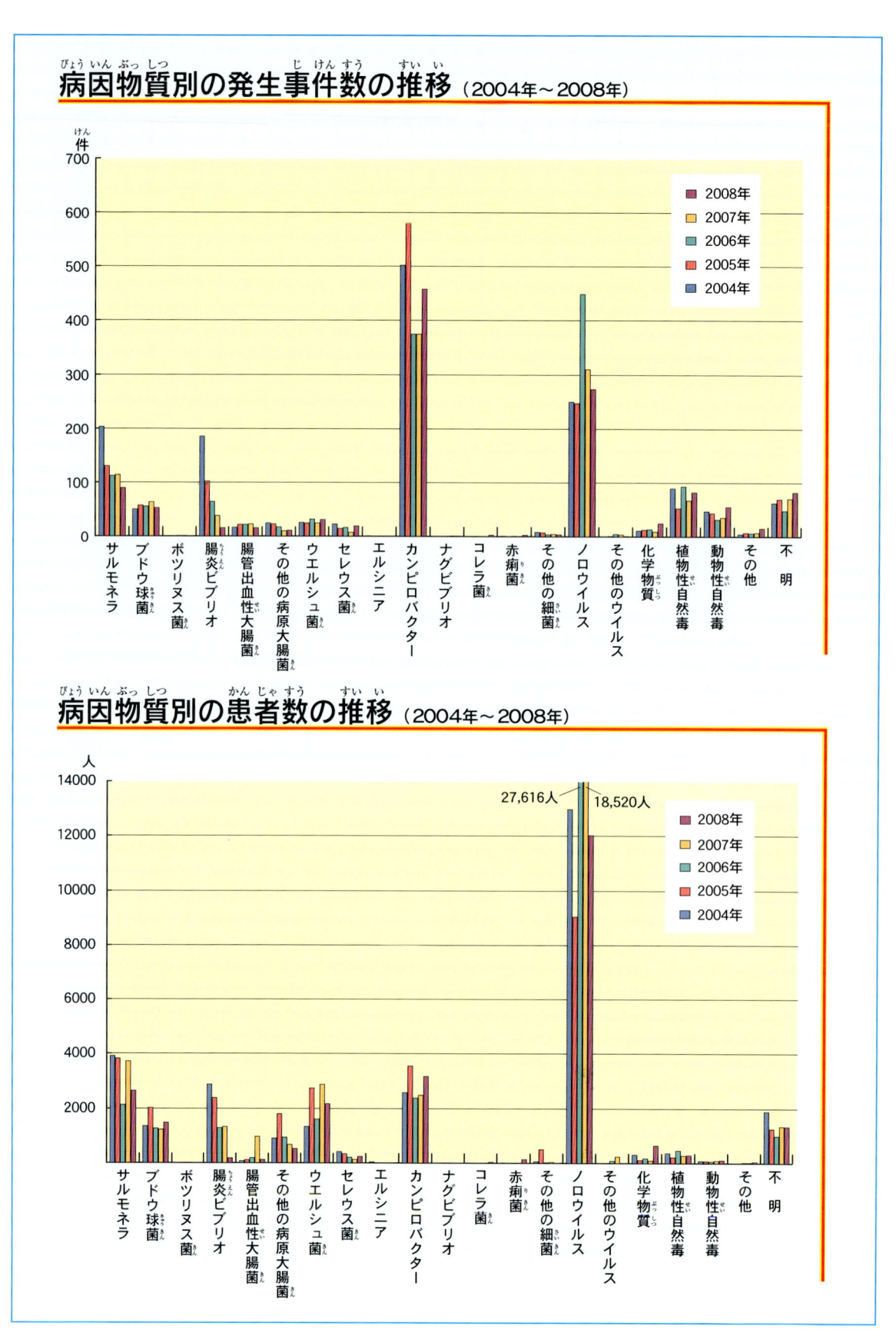

病因物質別の患者数の推移 （2004年～2008年）

縦軸：人数（人）、最大14000人
凡例：2008年、2007年、2006年、2005年、2004年

ノロウイルス：27,616人、18,520人

横軸項目：サルモネラ、ブドウ球菌、ボツリヌス菌、腸炎ビブリオ、腸管出血性大腸菌、その他の病原大腸菌、ウエルシュ菌、セレウス菌、エルシニア、カンピロバクター、ナグビブリオ、コレラ菌、赤痢菌、その他の細菌、ノロウイルス、その他のウイルス、化学物質、植物性自然毒、動物性自然毒、その他、不明

厚生労働省「食中毒・食品監視関連情報」より作成

施設別の発生事件数の推移（2004年～2008年）

件

凡例
2008年
2007年
2006年
2005年
2004年

家庭　事業場　学校　病院　旅館　飲食店　販売店　製造所　仕出屋　採取場所　その他　不明

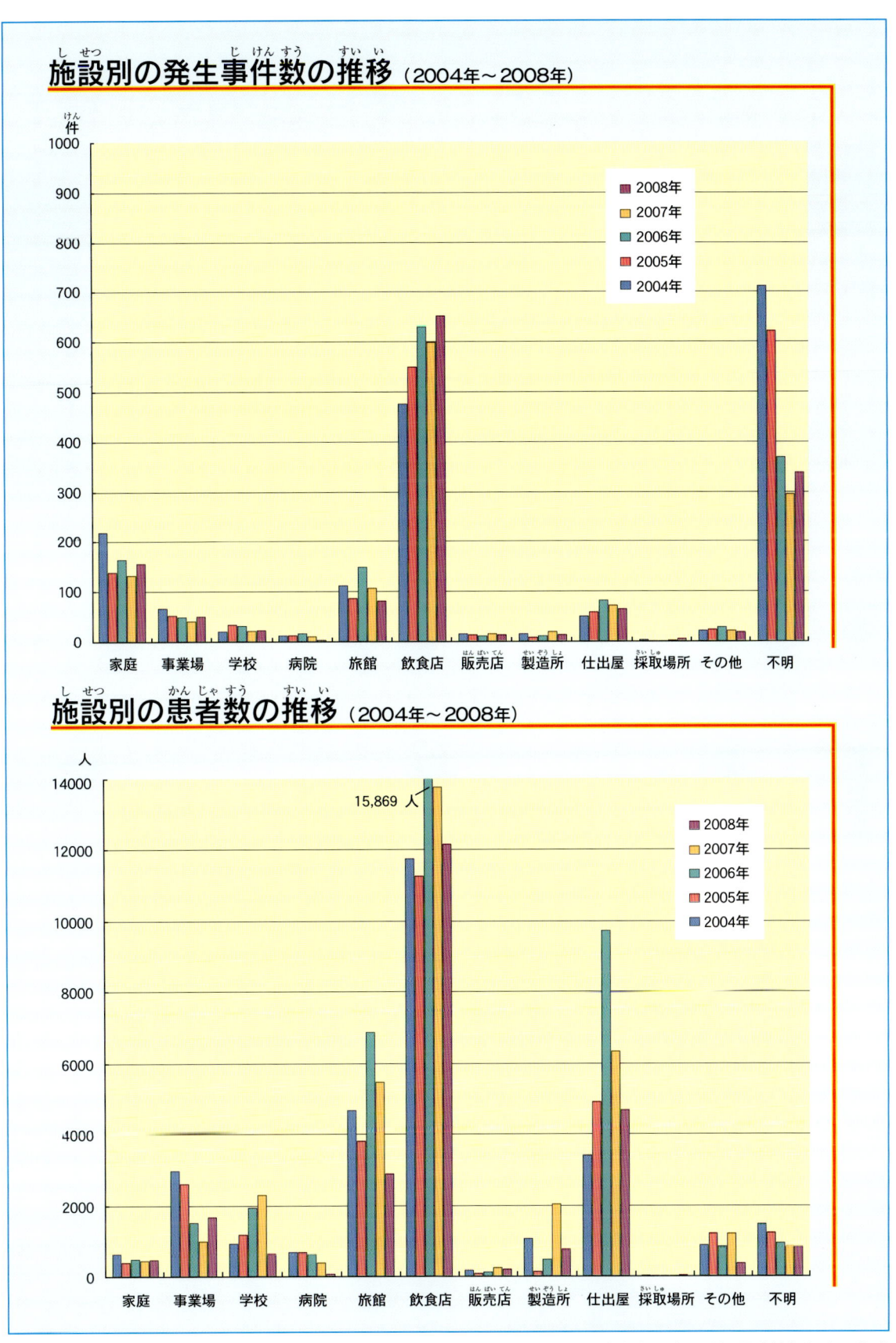

施設別の患者数の推移（2004年～2008年）

人

15,869人

凡例
2008年
2007年
2006年
2005年
2004年

家庭　事業場　学校　病院　旅館　飲食店　販売店　製造所　仕出屋　採取場所　その他　不明

厚生労働省「食中毒・食品監視関連情報」より作成

学校給食における食中毒の発生状況

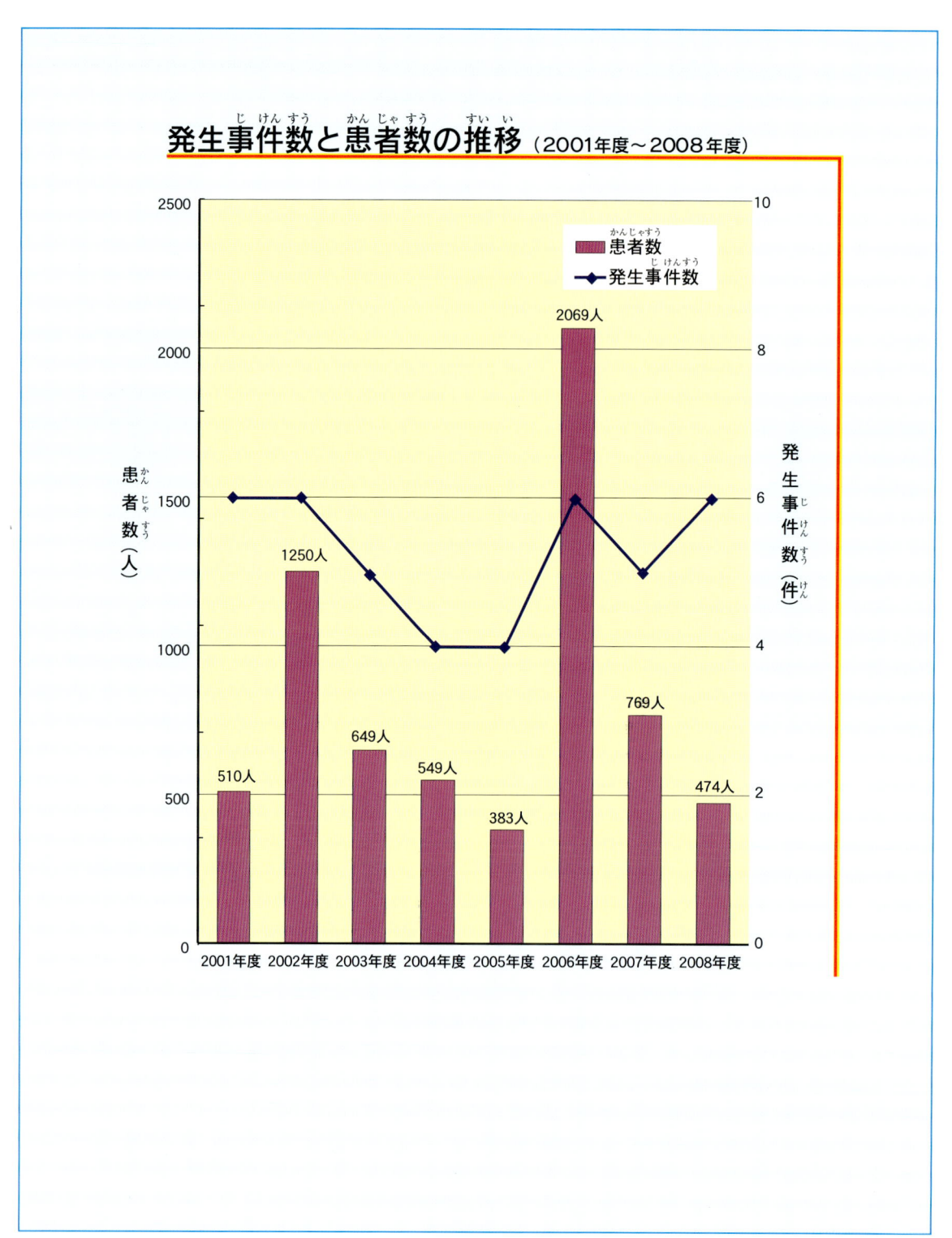

発生事件数と患者数の推移 （2001年度〜2008年度）

年度	患者数	発生事件数
2001年度	510人	6
2002年度	1250人	6
2003年度	649人	5
2004年度	549人	4
2005年度	383人	4
2006年度	2069人	6
2007年度	769人	5
2008年度	474人	6

文部科学省「学校給食における食中毒発生報告状況」より作成

病因物質別の患者数の内訳 (2001年度〜2008年度)

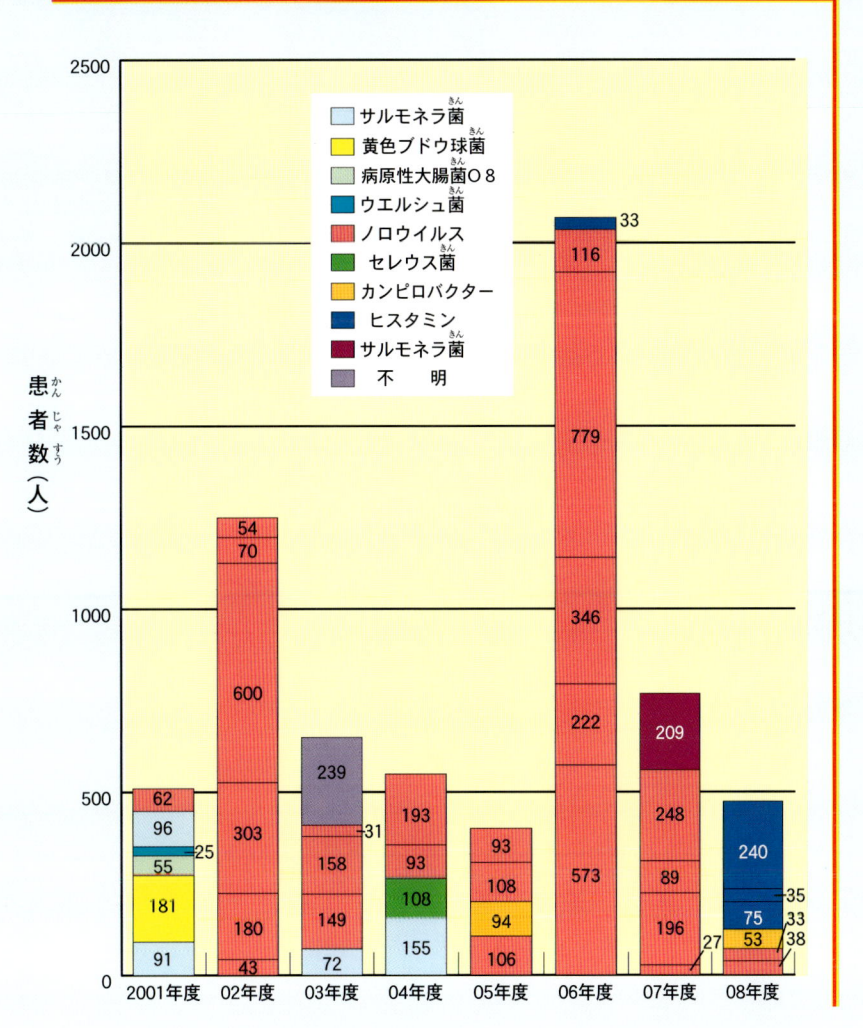

凡例：
- サルモネラ菌
- 黄色ブドウ球菌
- 病原性大腸菌O8
- ウエルシュ菌
- ノロウイルス
- セレウス菌
- カンピロバクター
- ヒスタミン
- サルモネラ菌
- 不明

患者数（人）

2001年度： 91, 181, 55, 96, 62
02年度： 43, 180, 303, 600, 70, 54, 25
03年度： 72, 149, 158, 239, 31
04年度： 155, 108, 93, 108, 193, 94
05年度： 106, 93
06年度： 573, 222, 346, 779, 116, 33
07年度： 196, 89, 248, 209, 27
08年度： 38, 53, 75, 240, 35, 33

※左のグラフ中の患者数の内訳。グラフ内の区切りは事件ごと、数字は発生事件1件あたりの患者数。

文部科学省「学校給食における食中毒発生報告状況」より作成

さくいん

【用語】

用語	ページ
A型肝炎	32,33
A型肝炎ウイルス（HAV）	6,7,32
E型肝炎	32,33
E型肝炎ウイルス（HEV）	6,7,32
RNAウイルス	32
アミグダリン	36
胃酸	8
意識障害	13,37
胃腸炎症状	35,36
飲料水	6,54
ウイルス	6,30,31,32,33,40,41,58
ウイルス性食中毒	6,7,30,32
ウエルシュ菌	7,9,24,25,49,58,61
エルシニア	7,28,29,58
エルシニア・エンテロコリチカ	28,29
エルシニア・シュードツベルクローシス	28,29
塩素系漂白剤	40
エンテロトキシン	8,18,24
黄色ブドウ球菌	7,9,18,19,22,27,40,51
汚染経路	30
貝毒	7,35
化学性食中毒	7,34,36,38
化学物質	6,7,38
感染型食中毒	26
芽胞	22,23,27
カンピロバクター	7,9,20,21,51,58,61
寄生虫	6,7
キノコ	7,36,37
嫌気的条件	22
金属	6,7,38
血清型エンテリティディス	14
血便	11,13,15
下痢性貝毒	6,35
言語障害	34,35,37
倦怠感	33
向精神作用	36
高熱	11,15
小型球形ウイルス（SRSV）	30
呼吸困難	23,34,36
コレラ菌	58
細菌	6,8,10,12,14,16,18,20,22,24,26,28
細菌性食中毒	6,7,8
魚毒	6,7,34
サルモネラ	6,7,9,14,58,61
シガテラ毒	7,35
自然毒	6,7,34,36,58
しびれ	34,35,37,38
灼熱感	37,38
集団下痢症	12
常在菌	10,24
浄水器	54
賞味期限	15,46
食水系感染症	6
ショック症状	19
神経症状	23
スズ	7,38
青酸	36
赤痢	10,11
赤痢菌	8,58

セレウス菌	7,9,26,27,58,61	フグ毒	6,7,34,35
セレウリド	26	藤野恒三郎	16
組織侵入性大腸菌	8,10,11	ブドウ球菌	18,58
ソラニン	37	偏性嫌気性菌	24
大腸菌	10,12,16,20	ベロ毒素（VT）	12
耐熱性	18	ボツリヌス菌	6,7,9,22,24,58
耐熱性芽胞	24	ボツリヌス菌芽胞	22,23
脱水症状	11,17,21	麻痺性貝毒	6,35
チフス菌	58	免疫機能	53
チャコニン	37	有毒植物	7,36,37
腸炎ビブリオ	6,7,9,16,17,58	溶血性尿毒症症候群	13
腸管凝集接着性大腸菌	10	ルイ・パスツール	18
腸管出血性大腸菌	8,9,10,58	ロタウイルス	6
腸管出血性大腸菌O157	7,12,51	ロベルト・コッホ	18
手洗い	11,13,15,19,21,31,33,40,41,42,43		
		【実験と材料】	
テトロドトキシン	34	温度計	45
銅	7,38	カッター	42
毒素型食中毒	18,22,26	ガムテープ	42
毒素原性大腸菌	8,10,11	黒画用紙	42,43
ナグビブリオ	58	蛍光剤	42,43
二次汚染	16,20,21,28,29,41,52	新聞紙	42
乳児ボツリヌス症	23	石けん	42
乳幼児下痢症	10	段ボール	42,43
粘血便	11,15,17,21	使いすてカイロ	44,45
農薬	7	はさみ	42
ノロウイルス	6,7,30,31,58,61	発泡スチロールの箱	44,45
発症菌量	17	標準寒天培地	44,45
パラチフスA菌	58	ふきん	44,45
ヒスタミン	7,38	ブラックライト	42,43
微好気的条件	20	包丁	44,45
病原血清型大腸菌	10	まな板	44,45
病原大腸菌	10,11,12,58,61	両面テープ	42

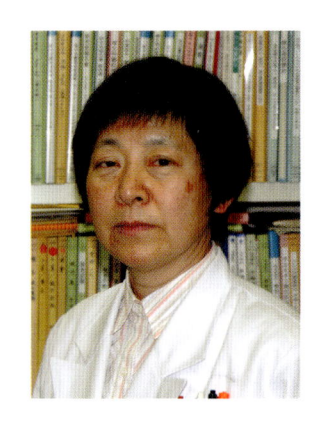

著　者

甲斐　明美（かい　あけみ）
東京都健康安全研究センター　微生物部 食品微生物研究科長　薬学博士

略　歴

昭和50年3月　九州大学薬学部薬学科卒業
昭和50年4月　東京都立衛生研究所（現東京都健康安全研究センター）
　　　　　　　微生物部 細菌第一研究科 食中毒研究室
　　　　研究分野：腸管系病原菌（大腸菌、腸炎ビブリオなど）の細菌学、
　　　　　　　　　生態・疫学

写真提供・撮影協力
東京都健康安全研究センター、石川県林業試験場、下関市立しものせき水族館「海響館」、東京都薬用植物園　　　　　　　　　　　　　　　　　　　　　　　　　　　　　（順不同）

参考資料
厚生労働省「食中毒予防の6つのポイント」、保健実験大図鑑 Vol.1、Vol.2（少年写真新聞社刊）、保健指導大百科（少年写真新聞社刊）

知って防ごう食中毒

2012年8月16日　第3刷　発行
　　著　　者　甲斐　明美
　　発　行　人　松本　恒
　　発　行　所　株式会社　少年写真新聞社
　　　　　　　　〒102-8232　東京都千代田区九段南4-7-16市ヶ谷KTビルI
　　　　　　　　TEL03-3264-2624　FAX03-5276-7785
　　　　　　　　URL http://www.schoolpress.co.jp/
　　印　刷　所　図書印刷株式会社
　　　　　　　　©Akemi Kai 2007 Printed in Japan
　　　　　　　　ISBN978-4-87981-226-1 C0047

本書を無断で複写・複製・転載・デジタルデータ化することを禁じます。落丁・乱丁本は、お取り替えいたします。
定価はカバーに表示してあります。